JN081557

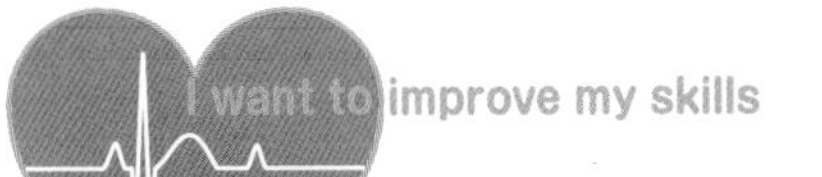

ナースのためのスキルアップノート

看護の現場ですぐに役立つ

看護記録の書き方 第2版

患者さんのために記録をムダなく的確に書く！

大口 祐矢 著

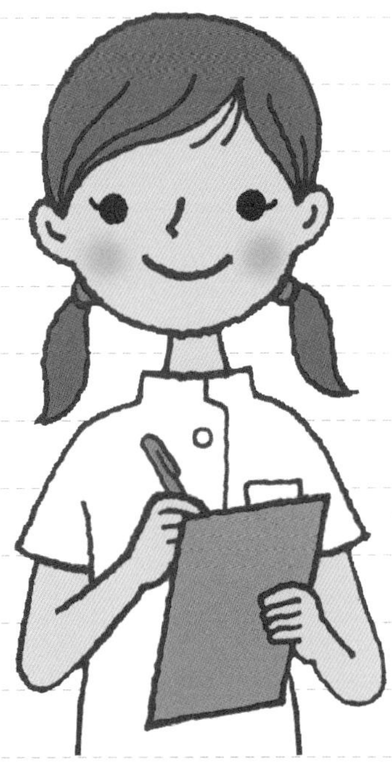

秀和システム

はじめに

本書の初版が刊行されたのが2015年、その当時はいまのような世の中になるとは考えてもいませんでした。未知のウイルスが世界中にまん延し、パンデミックによって世界中の経済が麻痺し、医療も崩壊しました。臨床現場では、感染対策に追われ、診療や看護、リハビリテーションも最低限の業務をこなすのがやっとという状況です。

そのような混乱した状況の中、適切な感染対策を施し、医療を継続していくために必要なツールの１つとして「記録」があります。

記録の中でも特に、継続した看護を行っていくためには、「看護記録」が重要な役割を担います。看護記録によって、看護師一人ひとりが患者の情報をつなぐことで、その人に合わせた看護を引き継いでいくことができます。

看護記録は看護業務の中でも多くの時間と労力を費やすものですが、日々の患者の状態や看護実践を記録するのみならず、実践した看護の質を評価する資料としての役割も担っています。

また、医療の透明性の確保や情報開示という考え方の普及に伴い、誰が見てもわかるような、かつ見られてもよい記録を書く必要性が高まっています。しかし、多くの若手ナースにとっては、日々の業務を覚え、それをこなすだけで精一杯であるうえに、以前に比べて一層慎重な感染対策が求められることから、日々の業務により多くの時間と労力を要するようになっています。それゆえ、看護記録の書き方まで学習する余裕がないというのが現状です。

本書は、看護記録における必須の基礎知識と、効率よく、かつ必要な情報を的確に書く技能を身に付けるための、簡潔で実用性の高いポイント解説書となっています。

よりよい看護記録を書き、よりよい看護を継続することに本書を役立てていただければ幸いです。

2021年10月　大口祐矢

看護の現場ですぐに役立つ
看護記録の書き方［第2版］

contents

chapter 1 看護記録の基本をマスターする

chapter 2 看護記録の基本

chapter 3 看護記録の書き方

chapter 4 看護過程の展開と看護記録

chapter 5 事例から学ぶ看護記録の書き方

chapter 6 看護記録の注意点

appendix

a 資料 記録用紙の記載例

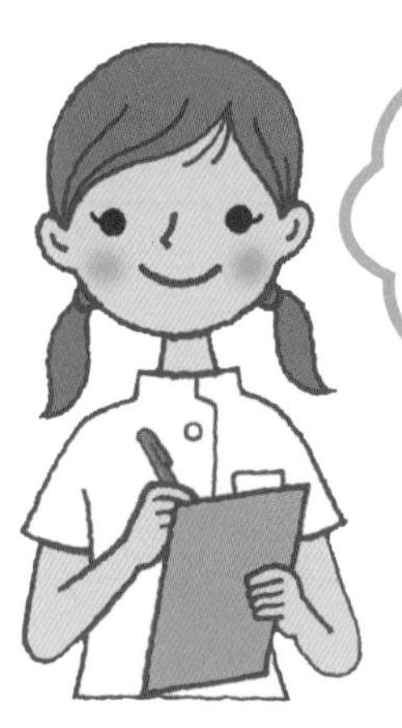

「看護記録」は
患者さんをより深く
理解するための基本です。
私と一緒に
学びましょう。

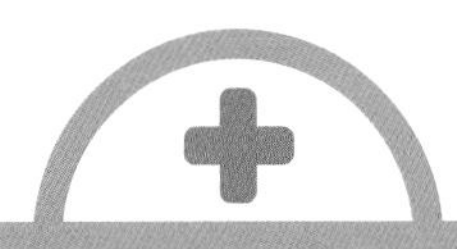

本書の特長

看護記録と聞くと、なんだか堅苦しくてとっつきにくいイメージがあると思います。そこで本書では、パッと見て、ザックリわかる！　というのをコンセプトに説明してみました。

役立つポイント1　見出しを見ただけでイメージがつかめる

看護記録の書き方について調べようと思っても、堅い文章で、規定や難しい略語などの情報が多すぎて、「……で、結局、何を書けばいいんだろう」と思ったことはありませんか？

とにかく、知りたいことがすぐにイメージできるよう見出しを工夫しました。

「ザックリすぎるけど、逆に大丈夫？」と思うかもしれませんが、心配はいりません。必要な情報はポイントを絞って記載してあります。現場で必要なことはすべて本書に出てきますので、安心してください。

【本文例】

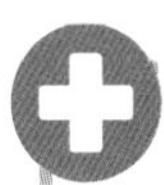

希望すればカルテは見られる

情報開示とは、「請求のあった当事者に情報を提供すること」と定義され、「個人情報保護法」や「診療情報の提供に関する指針」（日本医師会）に示されています。

かつては、「患者のプライバシーに関する情報は医療従事者のみが知っておき、誰にも情報は漏らさない」という考え方でした。

しかし、いまでは「患者のプライバシーに関する情報は医療従事者のみでなく、患者や家族には知らせてもよい」という考え方になってきました。そのため、患者が希望するのであれば、必要な情報を提供することになっています。

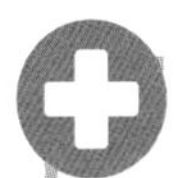

インフォームドコンセントと情報開示

治療は患者と一緒に

インフォームドコンセントは「説明（informed）と同意（consent）」と訳されます。この理念や個人情報の考え方の浸透に伴い、よりよい効果をもたらす医療は、一方的に提供するものではないと考えられるようになりました。

役立つポイント2　実践ですぐに役立つ

看護師の立場から、ついついやってしまう良くない記録の書き方や、使ってしまいがちな表現は、こうすればいいというように、実際の現場ですぐに使えるポイントがパッと見てわかるようにしてあります。

役立つポイント3　ベテラン看護師のアドバイス

補足説明や、かゆいところに手が届くちょっとしたアドバイスを随所に入れてありますので、併せて読んでいただくことで理解がより深まるようになっています。

役立つポイント4　根拠がわかる

単に「これを書きなさい」というだけではなく、なんでこの記録が必要なの？　という理由や根拠も説明してあります。だから、無駄なく的確な記録が書けるようになり、さらに監査にも対応できるようになります。

役立つポイント5　場面ごとの記録例

臨床の場面で遭遇する様々な場面を想定した記録例が掲載されています。カンファレンスや口頭指示など、日常業務で遭遇する頻度が高い項目を中心に記録例を掲載してあるので、すぐに現場で役立ちます。

以上の特長がありますので、看護師になりたての方だけでなく、ベテランの方まで幅広く参考にしていただければ幸いです。

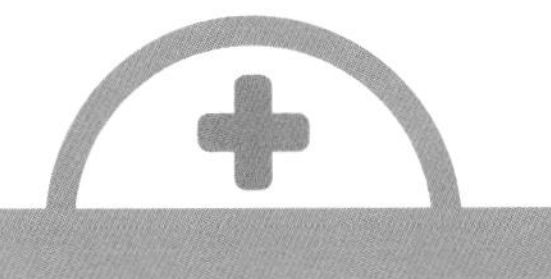

本書の使い方

本書はchapter 1から6までで構成されています。

看護記録の基本的な構成から、項目別の記録の書き方、さらに近年、重要性が高まってきた看護必要度の記載方法まで、看護記録に必要な項目を網羅しています。

基本から学びたい人は最初から、ある項目の書き方だけ知りたい人は途中から、というように読む人に合わせてどこから読んでも知りたい情報が得られます。それぞれの項目でポイントを絞って解説してありますので、好きなところから読んでもらって構いません。

巻末には資料として実際の看護記録で使用できる用紙への記載例も収録していますので、ぜひ活用してみてください。これらの記載例を見ることで、どんな情報を書けばよいのか、どのような構成で書けばよいのか、どんな項目に着目すればよいのかといったことが一目でわかります。

看護記録を効率的・効果的
に書くコツを習得してい
きましょう。

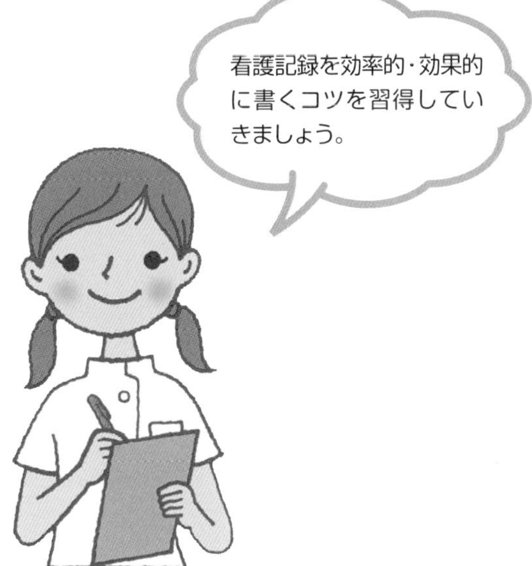

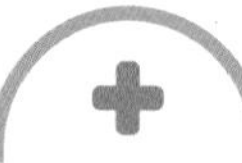

この本の登場人物

本書の内容をより的確に理解していただくために、医師、
ベテラン看護師、先輩看護師からのアドバイスやポイントの説明を掲載しています。
また、新人看護師や患者さんも登場します。

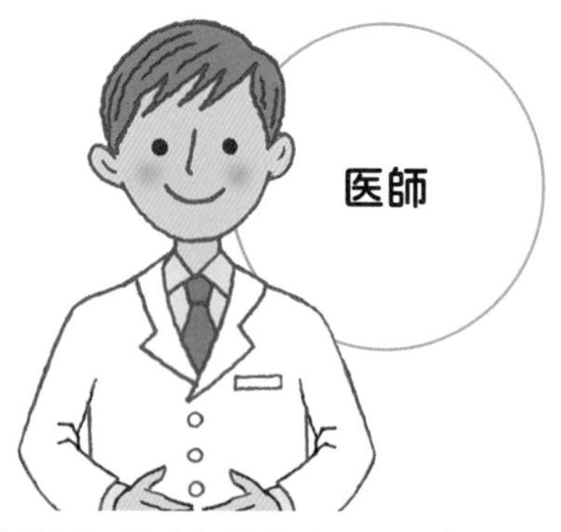

病院の勤務歴8年。的確な判断と処置には定評があります。

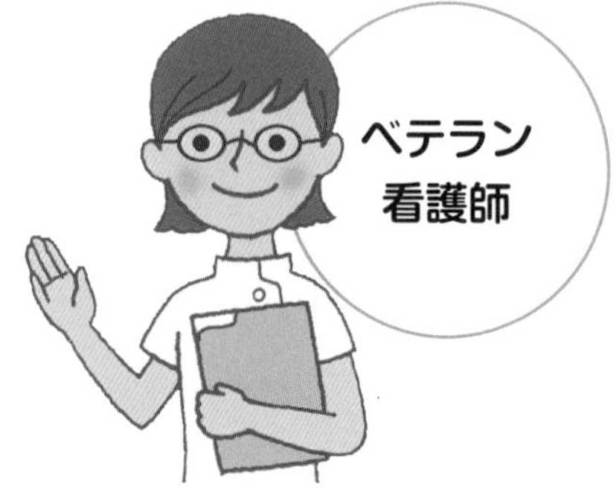

看護師歴12年。優しさの中にも厳しい指導を信念としています。

看護師歴5年。新人看護師の指導役でもあります。

看護師歴1年。看護記録について、「Nurse Note」をまとめながら勉強しています。

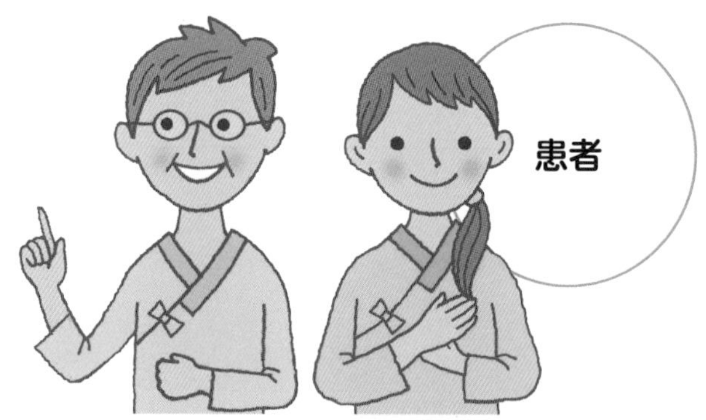

患者さんからの気持ちなどを語っていただきます。

看護記録の基本をマスターする

看護記録は臨床の場において、とても重要な役割を担います。まずは、看護記録の種類と取り扱い方について学びましょう。

看護記録とは

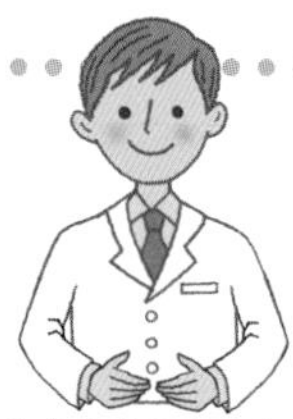

ひとくちに**看護記録**といっても、その中身は様々な要素で構成されています。まずは、看護記録とは何か、どんな役割があるのかについて説明していきます。

看護記録とは

看護記録は、「看護師が見て、聞いて、考えて、やったことを記録」したものです。

看護記録について、日本看護協会では、看護師の責務を記述した「看護業務基準 2016年改訂版」において、下に示すとおり規定しています。

看護師にとって「看護記録」が持つ重要な意味を理解し、記載する際の留意事項やポイントを知ることは、必要な情報を「誰にでもわかる表現で、的確に正しく記録する」ことにつながります。

「看護実践の一連の過程の記録は、看護職の思考と行為を示すものである。その記録は、看護実践の継続性と一貫性の担保、評価及び質の向上のため、客観的で、どのような看護の場においても情報共有しやすい形とする。それは行った看護実践を証明するものとなる。看護実践の内容等に関する記録の取り扱いは、個人情報の保護、守秘義務を遵守し、他者との共有に際しては適切な判断のもとに行う」

看護師が行ったことについて、看護師だけではなく、患者に携わるあらゆる人がわかるようにきちんと記録しましょう。

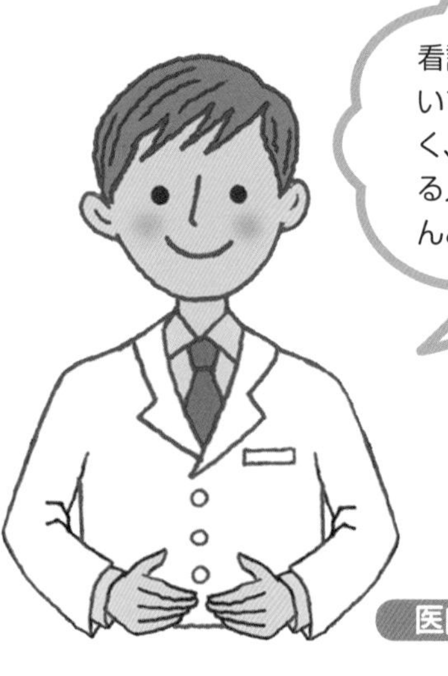

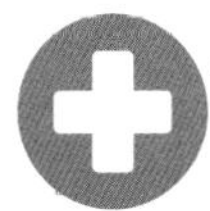

看護記録の目的

看護記録の目的は、**「看護実践を証明する」**こと、**「看護実践の継続性と一貫性を担保する」**こと、**「看護実践の評価及び質の向上を図る」**ことです。

これは、「看護業務基準 2016年改訂版」の項目「1-3-5 看護実践の一連の過程を記録する。」に基づいています。

1）看護実践を証明する

看護実践の一連の過程を記録することにより、専門的な判断をもとに行われた看護実践を明示します。

2）看護実践の継続性と一貫性を担保する

看護職の間で、看護記録を通じて看護実践の内容を共有することにより、継続性と一貫性のある看護実践を提供します。

3）看護実践の評価及び質の向上を図る

看護記録に書かれた看護実践を振り返り、評価することで、次により質の高い看護実践を提供することにつながります。また、看護研究等で看護記録に書かれた看護実践の内容を蓄積、分析し、新しい知見を得ることで、より質の高い看護実践の提供につながります。

看護実践を証明するということはとても重要です。責任を持って看護していたという事実を記録で証明しましょう。

ベテラン看護師

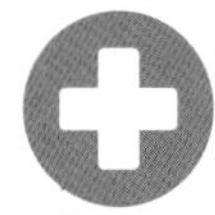

看護記録の法的な位置付け

看護記録は書かなくてもよい

「えっ！　看護記録って書かなくてもいいの!?」

と思われるかもしれません。

実は、看護記録を書かなければならないといった法的な規程はありません。具体的には、「医師法」では「医師は、診療したときは、遅滞なく診療に関する事項を診療録に記載しなければならない」（第24条）とありますが、「保健師助産師看護師法」では、「助産録の記録及び保存の義務」（第42条）に「助産師が分べんの介助をしたときは、助産に関する事項を遅滞なく助産録に記載しなければならない」と規定されているものの、看護記録については何も規定されていないのです。

「じゃぁ、書かなくてもいいじゃん！」

と思うかもしれませんが、法的な規定がないため書かなくても罰則がないというだけであって、看護記録は医療訴訟の際などには、診療録と同様に重要な証拠となります。

「看護記録の目的」でも述べたように、**看護記録は看護実践を証明するもの**でもあります。あとから「やった」「やっていない」という問題が出ないように、実践した看護を漏れなく適切に記載することが求められます。

すなわち、記載しないことに関して罰則はありませんが、訴訟になった場合に看護記録に不備があると、「必要な観察や処置が行われていない」と判断されることもあるということです。したがって、自分の身を守るためにも必要なことはしっかり記録するようにしていくことが大切です。

「看護記録」の意味と、記載する際の留意事項やポイントを理解しましょう。
ベテラン看護師

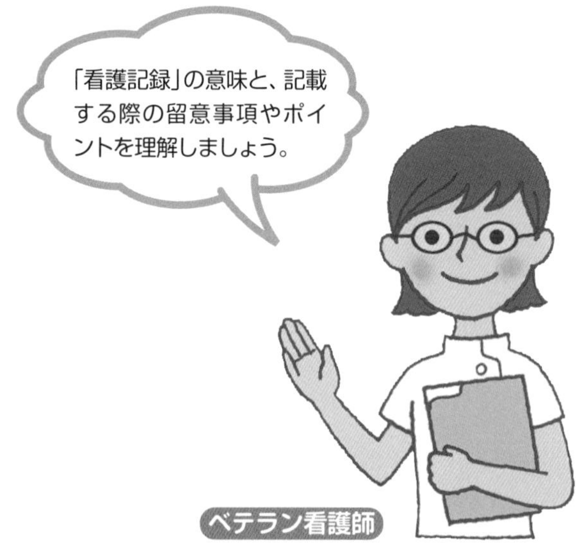

看護記録の構成要素

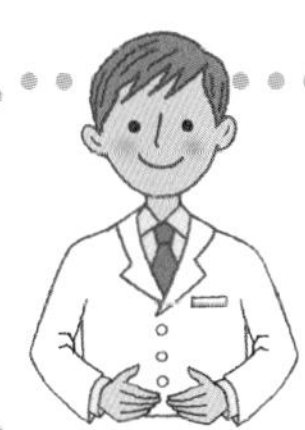

看護記録の中身について説明していきます。「看護記録」というのは、いろいろな記録を大きなくくりでまとめた名称です。ここでは、看護記録を分解して、その構成要素を確認していきましょう。

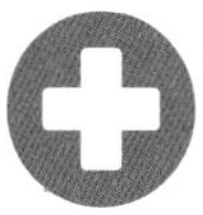

看護記録の構成要素

看護記録は、次の5つから構成されています。

- 基礎情報
- 看護問題リスト
- 看護計画
- 経過記録
- 看護サマリー

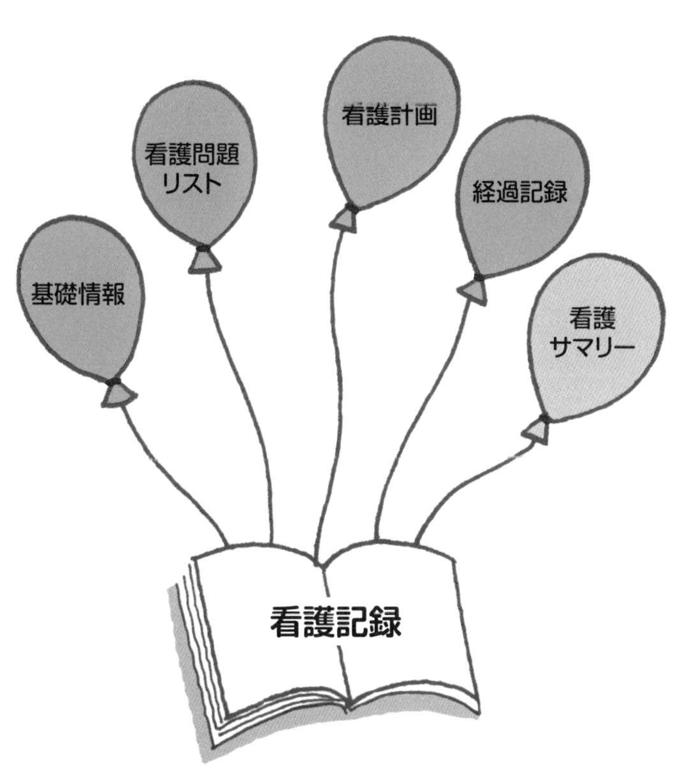

それぞれの構成要素の内容については次のとおりです。

●基礎情報

患者についての個別的な情報が記載されたものです。現在、生じている、あるいは、今後、生じる可能性のある問題を判別するための重要な情報源となります。

例えば、氏名、年齢、血液型、キーパーソン、バイタルサイン、アレルギー、感染症、入院までの経過、宗教、患者・家族が問題と感じていること、などです。

●看護問題リスト

看護問題とは、患者が望む生活を妨げており、看護介入によって解決もしくは軽減できる事柄です。

看護問題リストとは、患者が抱える問題（看護問題）を列挙したものです。医療チームメンバーは、これらの問題を解決すべく介入を行っていきます。

●看護計画

患者が抱える問題を解決するための患者目標（患者が主語となり、問題を解決するためにどのようにしていくかなどの具体的な行動目標）と、ケア計画（患者目標を達成するための具体的な行動計画）を記載したものです。

●経過記録

看護問題の経過や治療・処置・ケア・看護実践などについて記載したものです。患者の話したことや、看護師が観察したこと、患者に実施した援助内容について記載し、それらを患者目標と照らし合わせて評価するものです。必要であれば、看護計画の修正も行います。

●看護サマリー

サマリー（Summary）とは、要約のことです。患者の経過や実施された看護ケアなどの情報を簡単にまとめたものです。転棟時、転院時、退院時など必要に応じて作成します。

これらの様式に含まれる項目やその順序に決まったものはなく、各施設で設定されます。また、どのような様式を用いるかについても各施設で設定します。様式は決まったものはありませんが、実践の場や職種が異なる人でも理解できるような記録がなされていることが重要です。看護実践の一連の過程が、漏れなく、かつ効率的に記載されるようにしておく必要があります。

看護記録は、基礎情報、看護問題リスト、看護計画、経過記録、看護サマリーの5つから構成されています。
ベテラン看護師

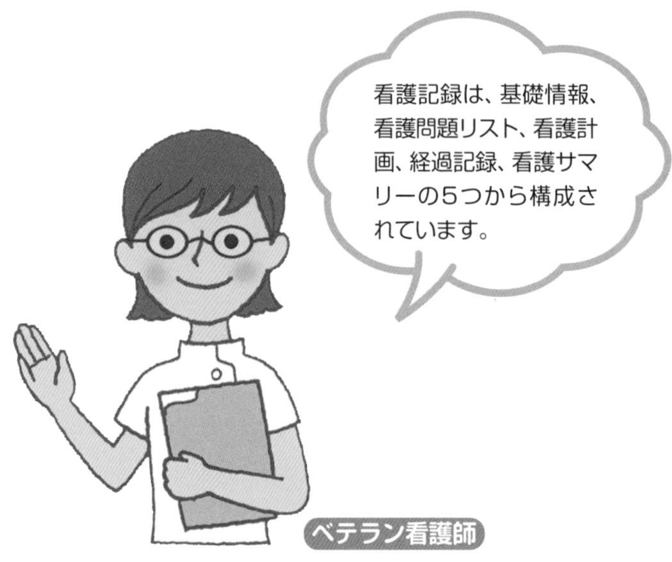

電子カルテ

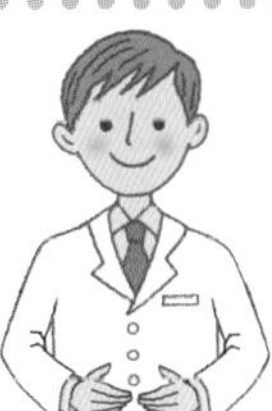

カルテというのは、診療の過程で得られた患者の病状や治療経過などの情報を記録したものです。情報伝達の利便性や長期保存が可能なことなどから、昨今のデジタル化に伴い、カルテは紙媒体から電子媒体へと変容しています。ここでは、電子カルテのメリットとデメリットを覚えましょう。

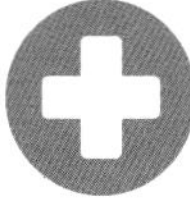

デジタル化は国家戦略

現在、全国の病院では厚生労働省の方針※を受けて、紙カルテから電子カルテへの移行が進んでいます。電子カルテとは、診療録に記載される情報をコンピュータ上で電子化して記録したものです。電子化の流れは今後も止まりません。デジタル庁が新設されたのも、デジタル社会を形成していくための日本の戦略に沿ったものです。

※参考：厚生労働省「法令に保存義務が規定されている診療録及び診療諸記録の電子媒体による保存に関するガイドライン等について」(平成11年)

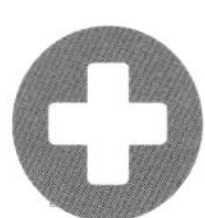

電子カルテの普及率

徐々に全国の病院に電子カルテが導入されているものの、一般病院全体の普及率はまだ約半数、病床数規模によって普及率に大きな差があることがわかります(平成29年時点)。

▼電子カルテシステム等の普及状況の推移

電子カルテシステム

出典：医療施設調査(厚生労働省)

	一般病院(※1)	病床規模別			一般診療所(※2)
		400床以上	200〜399床	200床未満	
平成20年	14.2%(1,092／7,714)	38.8%(279／720)	22.7%(313／1,380)	8.9%(500／5,614)	14.7%(14,602／99,083)
平成23年(※3)	21.9%(1,620／7,410)	57.3%(401／700)	33.4%(440／1,317)	14.4%(779／5,393)	21.2%(20,797／98,004)
平成26年	34.2%(2,542／7,426)	77.5%(550／710)	50.9%(682／1,340)	24.4%(1,310／5,376)	35.0%(35,178／100,461)
平成29年	**46.7%**(3,432／7,353)	**85.4%**(603／706)	**64.9%**(864／1,332)	**37.0%**(1,965／5,315)	**41.6%**(42,167／101,471)

オーダリングシステム

	一般病院(※1)	病床規模別		
		400床以上	200〜399床	200床未満
平成20年	31.7%(2,448／7,714)	82.4%(593／720)	54.0%(745／1,380)	19.8%(1,110／5,614)
平成23年(※3)	39.3%(2,913／7,410)	86.6%(606／700)	62.8%(827／1,317)	27.4%(1,480／5,393)
平成26年	47.7%(3,539／7,426)	89.7%(637／710)	70.6%(946／1,340)	36.4%(1,956／5,376)
平成29年	**55.6%**(4,088／7,353)	**91.4%**(645／706)	**76.7%**(1,021／1,332)	**45.6%**(2,422／5,315)

【注　釈】
(※1)一般病院とは、病院のうち、精神科病床のみを有する病院及び結核病床のみを有する病院を除いたものをいう。
(※2)一般診療所とは、診療所のうち歯科医業のみを行う診療所を除いたものをいう。
(※3)平成23年は、宮城県の石巻医療圏、気仙沼医療圏及び福島県の全域を除いた数値である。

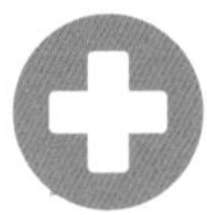

電子保存の３原則

ガイドライン＊によると、電子カルテは「真正性」「見読性」「保存性」という、いわゆる「電子保存の3原則」を遵守するよう求められています。

1. 真正性

「真正性」とは、データの改ざんや消去を防止し、作成した責任者を明らかにすることであり、その確保を行う必要があります。

2. 見読性

「見読性」は、保存された情報を必要に応じて肉眼で読めるようにすることで、診療や監査などの際に差し支えがないようにしなければなりません。

3. 保存性

「保存性」は、法令が定める期間中は復元が可能な状態で保存することです。設備の劣化やヒューマンエラー、コンピュータウイルスの影響など、データ消失への対策を施すよう求められています。
厚生労働省は紙カルテに関しても上記3条件を満たすことにより電子保存を可能とし、平成17年に「医療情報システムの安全管理に関するガイドライン」が発行されました。それにより紙カルテのスキャンによる電子化保存についての指針が示され、その後改定が行われ、第5.1版（令和3年1月）が策定されています。

医療情報システム安全管理ガイドライン第5.1版主な改定ポイント（概要）

1. クラウドサービスへの対応

◆クラウドサービス事業者との責任分界に関する考え方を追記。
◆外部保存を受託する事業者の選定基準について、クラウドサービス事業者に関する内容も含め記載。

2. 認証・パスワードの対応

◆令和9年度時点で稼働している医療情報システムを、今後、新規導入又は更新に際しては、二要素認証又はこれに相当する対応を最低限のガイドラインとして記載。
◆安全と考えられる推定困難なパスワードに関する要件化。

3. サイバー攻撃等による対応

◆一定規模以上や地域で重要な機能の医療機関等について、情報セキュリティ責任者（CISO）等の設置や、緊急対応体制（CSIRT等）の整備等を要請。
◆コンピュータウイルスの感染などによるサイバー攻撃を受けた（疑い含む）場合等、所管官庁への連絡等への必要な対応、そのための体制を整備構築等を明記。

4. 外部保存受託事業者の選定基準対応

◆外部保存事業者の選定基準について、
・行政機関等や民間事業者等の異なる基準を一本化
・医療情報を格納する機器等が、国内法の適用を受けることの確認を追記
・外部保存を受託する事業者選定の確認事項を追記

出典：厚生労働省「医療情報システムの安全管理に関するガイドライン 第5.1版」（令和3年1月）より

＊**ガイドライン**　「診療録等の電子媒体による保存について」（厚生労働省、平成11年）。

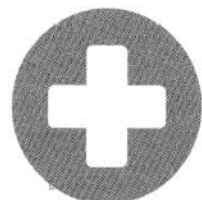

電子カルテのメリット

●情報検索がしやすい：患者のカルテからすぐに必要な情報が得られます。

●省スペース化：紙カルテの場合、紙や資料の厚さで膨大なスペースが必要になりますが、電子化することにより、省スペースで大量のデータが保存できます。

●情報共有しやすい：ネットワークを用いることで、病院全体で共通の情報を利用できます。

●高速な情報伝達：医師の指示、処方内容や食事の変更、検査結果などの情報が瞬時に相互伝達されます。

●カスタマイズできる：自分がよく使う項目を設定することで、使いやすいようにカスタマイズできます。

●履歴が残る：カルテへのアクセス時間や修正した履歴が残るため、情報の発信元が特定できます。

電子カルテはメリットばかりではなく、デメリットもありそうですね。良いところと悪いところをよく吟味することが大切ね。
ベテラン看護師

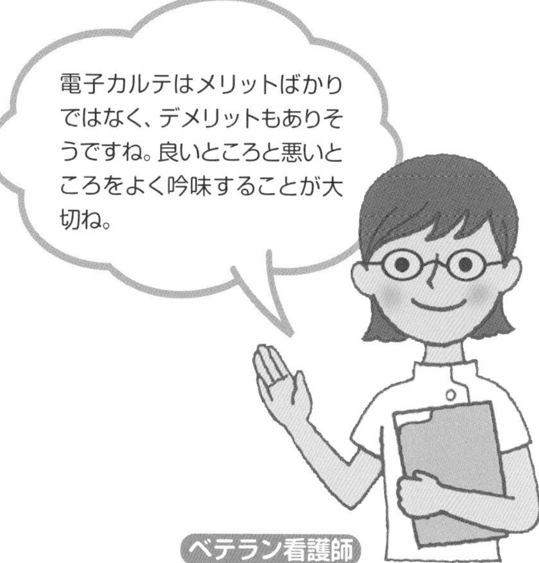

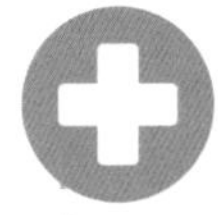

電子カルテのデメリット

●停電に弱い	：停電時には電力の確保が必要です。データベースにアクセスできなければ、情報が得られず、診療機能が麻痺するおそれがあります。
●慣れが必要	：電子カルテに慣れていないと、入力に時間がかかったり、情報収集が紙カルテよりも大変になったりする場合もあります。
●一覧性が低い	：電子カルテでは画面の表示範囲に制限があり、一度に閲覧できる情報量が紙カルテよりも少なくなる傾向があります。
●データ量の制限	：ハードディスクの容量により、保存できる容量が決まっています。そのため、容量オーバーになると適切に保存できなくなるおそれがあります。
●費用がかかる	：電子カルテの導入や保守のために膨大な費用がかかります。そのため、なかなか普及が進まないといった現状もあります。
●眼精疲労や肩こり	：デスクワークが増えることで、眼精疲労や肩こり、腰痛などの症状が増えるといった報告もあります。

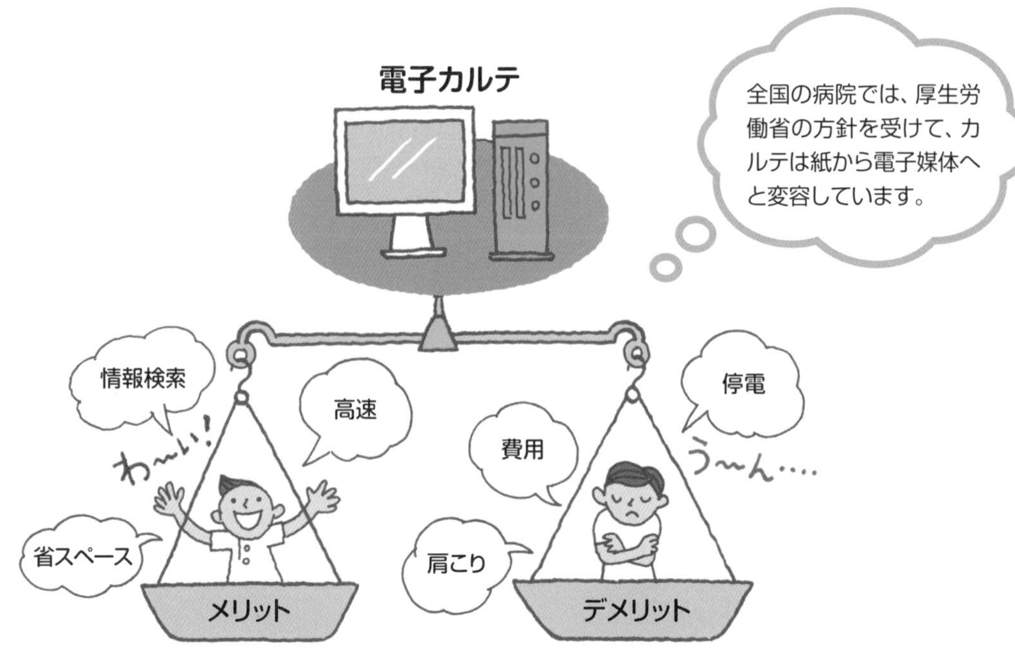

看護記録の情報開示

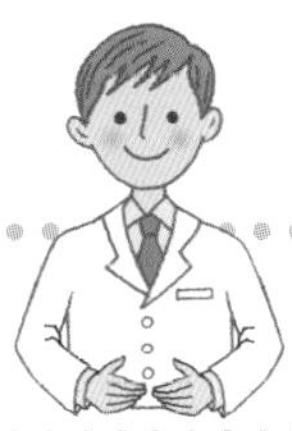

看護記録は、もはや医療従事者だけが見られる秘密の記録ではありません。

希望すればカルテは見られる

情報開示とは、「請求のあった当事者に情報を提供すること」と定義され、「個人情報保護法」や「診療情報の提供に関する指針」（日本医師会）に示されています。

かつては、「患者のプライバシーに関する情報は医療従事者のみが知っておき、誰にも情報は漏らさない」という考え方でした。

しかし、いまでは「患者のプライバシーに関する情報は医療従事者のみでなく、患者や家族には知らせてもよい」という考え方になってきました。そのため、患者が希望するのであれば、必要な情報を提供することになっています。

インフォームドコンセントと情報開示

治療は患者と一緒に

インフォームドコンセントは「説明（informed）と同意（consent）」と訳されます。この理念や個人情報の考え方の浸透に伴い、よりよい効果をもたらす医療は、一方的に提供するものではないと考えられるようになりました。

患者が自ら病気の内容や治療方針について理解することは、患者の自己決定の尊重や、医療スタッフと患者の相互の信頼と協力のために必要なのですね。
患者さん

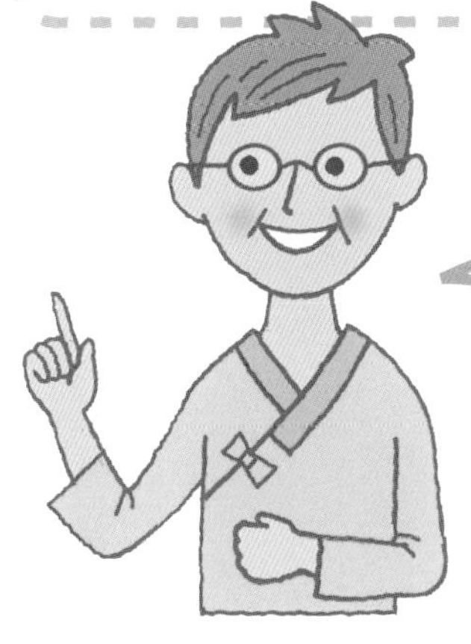

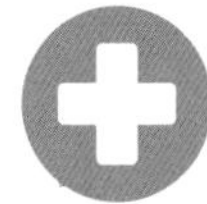

裁判と看護記録

裁判では重要な証拠記録となる

ときに、患者との治療におけるやりとりで訴訟問題となることがあります。その場合、裁判でも看護記録は重要な証拠書類として認められています。近年、医療法の改正により、看護記録がすべての病院において備えるべき診療の記録の一部であると定められました。

このことから、看護記録を正しく、正確に伝わるように書くことの重要性がより一層高まっています。

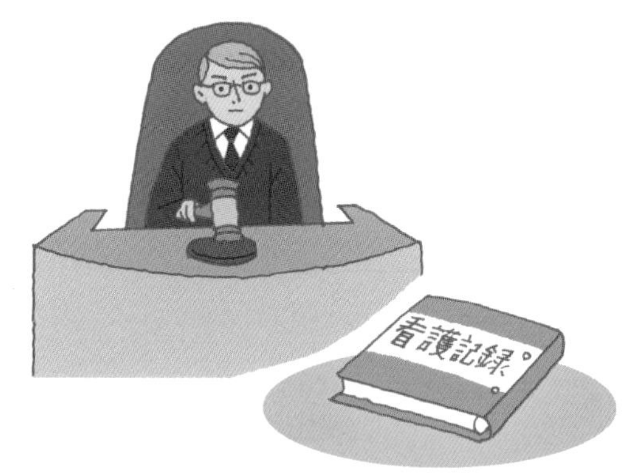

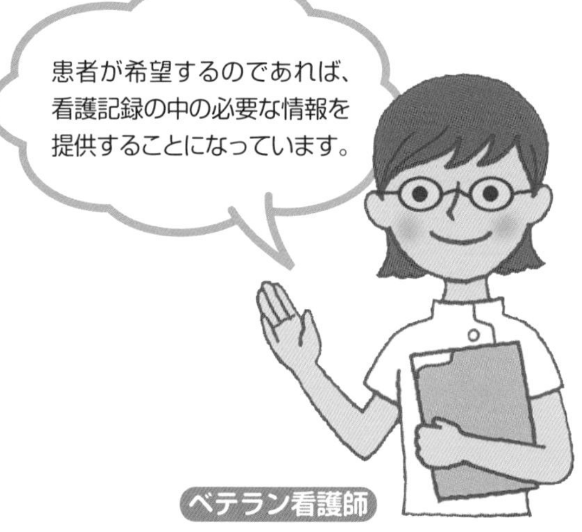

看護記録

患者が希望するのであれば、
看護記録の中の必要な情報を
提供することになっています。
ベテラン看護師

看護記録の透明化

Nurse
Note

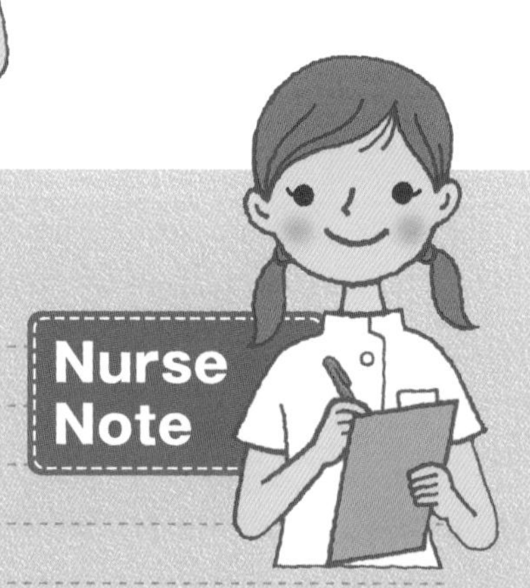

- 患者も見ることができる。
- インフォームドコンセントの記録。
- 裁判の重要な証拠。
- 記録は正確性が重要。

看護記録は「見られる記録」ということを意識して書こう。

看護記録は看護助手が書いてもよい？

療養病床（病棟）では、看護師以外にも看護助手（看護補助者）、クラーク、医師、薬剤師など様々な職種の職員が働いています。

しかし、看護記録は診療録の一部であるため、原則的には看護師が記録します。

看護助手（看護補助者）は、看護師の補助業務として、看護師の指示のもと、食事介助や送迎などをしてもらっていますが、無資格であるため、食事量などの看護記録は有資格者である看護師が記録する必要があります。

看護師の指示のもと、看護業務の一部を看護助手（看護補助者）が行った場合は、看護助手の報告を受け、看護師が記録を行います。

とはいえ、看護助手（看護補助者）が記載の一部を代行することは必ずしも禁止されていません。代行にあたっては、代行する者に対する教育を行うことを前提とし、また看護師はその内容を確認する必要があります。さらに、確認した看護師は、記載内容を承認したことを示すために署名が必要です。

column

看護記録監査って？

よりよい看護記録を書くために、医療機関では記録の監査を行っています。監査では、看護師の質の向上とわかりやすい記録になることを目的として、監査者から記録のチェックと指導を受けます。

監査には２種類あります。病院で定められた記載方法で記録ができているかを監査する**形式の監査**と、患者の状態や実施したケアなどを記入し、的確で論理的なアセスメントのもと評価やプランの修正ができているかを監査する**質の監査**です。

本書をもとに、正しい記録形式を用いて、質の高い記録が書けるようにレベルアップしていきましょう。

memo

看護記録の基本

ひとくちに看護記録といっても、種類や書き方は様々です。ここでは、その中身と記録の特徴について学びましょう。

基礎情報

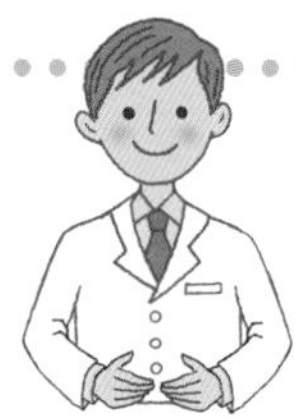

前のchapterでは、看護記録が5つの要素から構成されることを勉強しました。ここでは、そのうちの1つである**基礎情報**について勉強していきましょう。

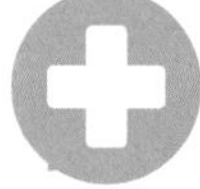

基礎情報とは

基礎情報はいわゆる個人情報

基礎情報用紙は紙カルテだと、**1号紙**や**アナムネ用紙**、**データベース用紙**などと呼ばれます。また、電子カルテでも同様の名前が付いたシートがあります。

ここには、患者の氏名、年齢、血液型、キーパーソン、入院時のバイタルサイン、入院までの経過、患者・家族が問題と感じていることなど、患者自身のことだけではなく、家族との関係やそれぞれの思いといった詳細な個人情報が記載されています。そのため、取り扱いには特に注意しなければなりません。

基礎情報の中で最も大事なもの

入院までの経過と、患者・家族が問題と感じていること

基礎情報の中で最も大事なのは、「入院までの経過」および「患者・家族が問題と感じていること」です。むしろ、この情報さえあれば、おおまかな看護プランを立てることさえできます。

というのも、「入院までの経過」がわかれば、現在生じている症状や、今後生じる可能性のある問題をおおまかに考えることができます。そして、「患者・家族が問題と感じていること」がわかれば、看護をするうえで特に気を付けなければいけない点がわかるからです。

看護問題リスト

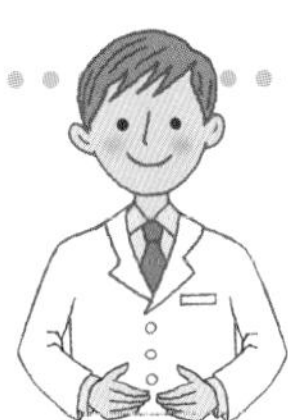

看護問題リストとは、患者の抱える看護上の問題（看護問題）に優先順位を付けて並べたものです。優先順位の高いものほど重点的に看護介入を行い、問題解決につなげていきます。

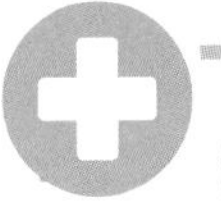

看護問題リスト

看護問題リストには、患者の抱える看護上の問題点（看護問題）が列挙されています。

看護問題リストを見ることで、患者が現在どのような状況にあり、どんな看護を必要としているのかザックリと判断することができます。

しかしながら、看護問題リストのみで看護の機能を果たすことはなく、それぞれの看護問題に対して立てられた看護計画をもとに看護が実践されます。

看護問題リストは一般に、次のような内容です。

問題番号	看護問題リスト
#1	
#2	
#3	
#4	
#5	
#6	

優先順位の高いものから順に#1、#2、#3、…のように書く。

NANDA-I（後述）に基づく看護問題を挙げる。

看護問題（看護診断）

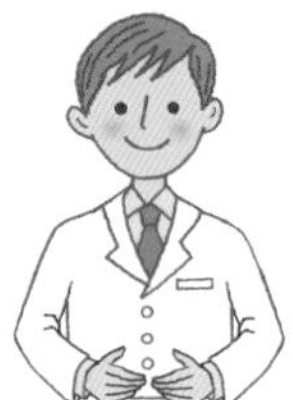

看護問題は**看護診断**とも呼ばれます。病名は医師が診断したものというのと同様に、看護問題は看護師が診断したものと考えてください。
看護師は、患者が望む生活を妨げており、看護介入によって解決もしくは軽減できる事柄のことを看護問題として挙げます。その際に使うのが**NANDA-I**の看護診断名です。

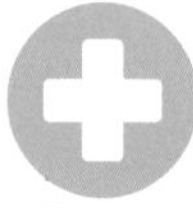

NANDA-Iとは、いったいナンダイ？

看護診断はNANDA-Iの診断名を使う

医師が診断するものは、病名（疾患名）ですが、看護師も看護の観点から診断をします。医師が診断の際に表現が統一された病名を使うように、看護師が行う看護診断にも統一された表現があります。

そこで使われるのがNANDA-I＊（北米看護診断協会インターナショナル）の看護診断名です。

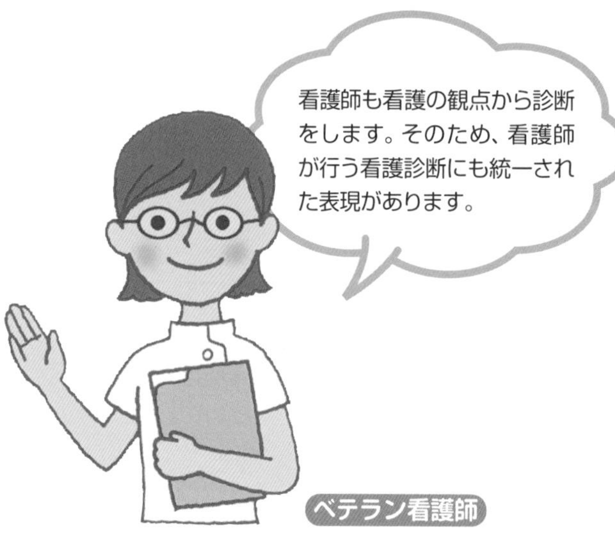

＊ **NANDA-I**　North American Nursing Diagnosis Association Internationalの略。

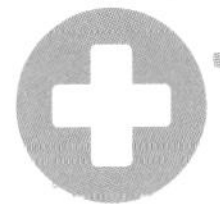

看護診断の具体例

転びやすいなら「転倒転落リスク状態」

次のような事例で考えてみましょう。

●事例：Aさん　80歳代　女性

下肢の筋力低下のため自力歩行は困難であり、日中はベッド上で過ごしている時間が多い。認知症もあり、つじつまの合わない会話や突発的な行動が目立つ。いままで何度も、自分一人でトイレに行こうとベッドから降りて、ベッドサイドで倒れているところを発見されている。

この事例に対して、転倒する危険があるという意味の看護問題を挙げるとしましょう。表現方法は、人によって、次のように様々になります。

・転倒するリスクがある
・転ぶ可能性がある
・転ぶ危険がある
・転びそうな状態　など

これでは、同じ問題なのに異なった解釈をされてしまう可能性があるということで、バシッと「転倒転落リスク状態」という看護診断名に統一しましょう、となったのです。

看護診断で使われる診断名は、本家がアメリカであるNANDA-Iを日本語に直訳したものです。そのため、以前は「Risk for Fall」を「転倒リスク状態」と訳していました。

しかし現在は、赤ちゃんがベッドやオムツ台、階段、窓から転落するリスクも入れたほうがよいということで、「転倒転落リスク状態」に改められています。

「転落」というのは、「大人」がベッドから転落するのではなく、あくまで「赤ちゃん」ということが前提なので注意しましょう。
先輩看護師

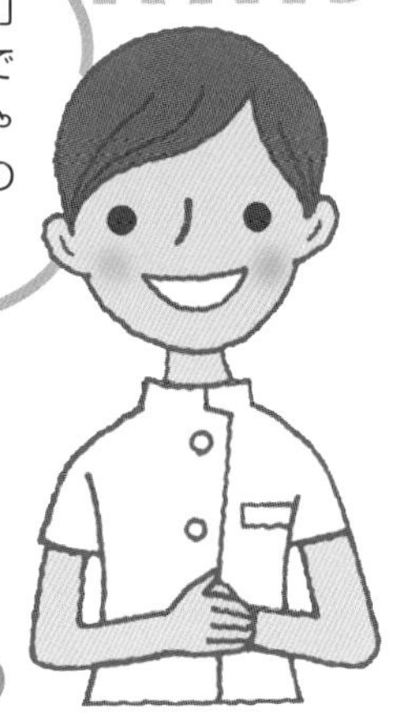

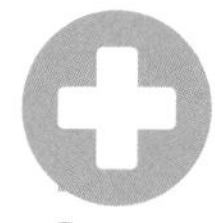

#で優先順位を付ける

#はシャープではなく、ナンバーと読む

患者の病気にも、すぐに治療すべきものと、少し様子を見てもよいものがあります。同様に看護問題にも、積極的に介入すべき問題と、気に留めておく程度でよいものがあります。

看護問題は複数立案した場合、同時進行で介入を行いますが、すべてに対して同じ程度の介入をするのではなく、重要度別に重みを付けた介入を行います。

すなわち、通常は看護問題にも優先順位を付けて介入を行います。そこで、使うのがこの記号「#」です。

#1. 転倒転落リスク状態
#2. 活動耐性低下
#3. ……

というように、優先順位の高いものから順番に1からナンバー付けをして介入していきます。

シャープ「♯」と間違えやすいのですが、シャープは縦線2本を垂直にして横線2本を斜めに、ナンバー「#」は縦線2本を斜めにして横線2本を水平に書きます。

よくよく見ると、微妙に違うんです。「そんなの区別つくかー！」と思いますが、カタカナの「ン」と「ソ」も微妙に違いますよね。そういうものですので覚えておきましょう。

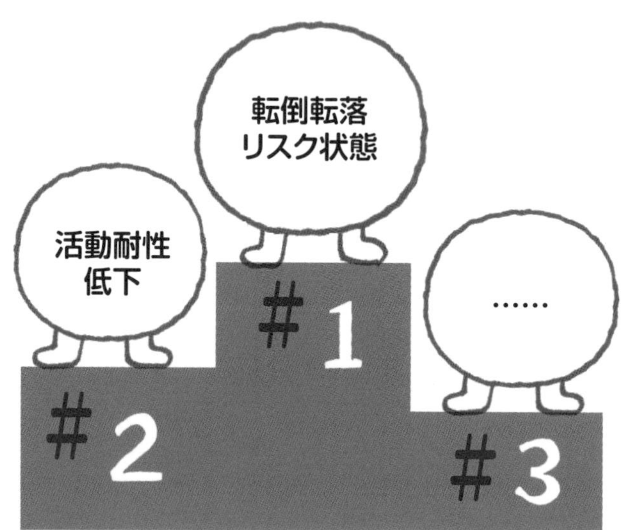

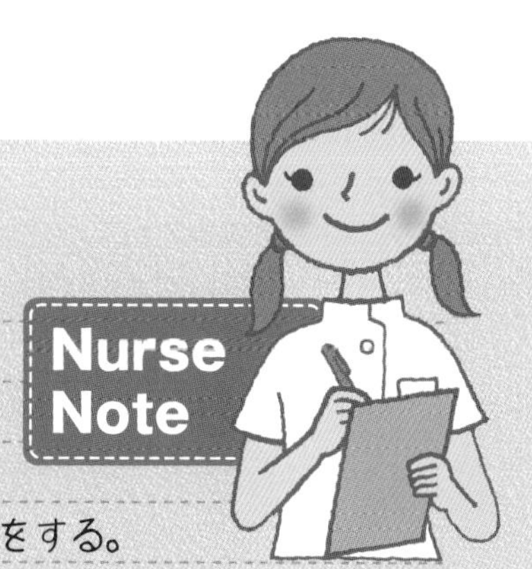

看護診断の基本

- NANDA-Iの看護診断名を用いる。
- 看護診断は看護問題とも呼ばれる。
- 優先順位をつける。
- 看護問題は定期的に評価し、優先順位の再検討をする。

看護診断は立てたらそのままではなく、定期的に評価も必要。

column

看護診断名って変な日本語が多いのはなぜ？

NANDA-Iの看護診断は国際基準であり、英語がベースになっています。英語を直訳して日本語にしているため、不自然な日本語が多くなっています。本書でも例を挙げた「転倒転落リスク状態」は「Risk for fall」を直訳したものです。「Fall」には、「転倒」以外にも「転落」という意味がありますからね。

また、看護診断にはNANDA-I以外に、カルペニートの看護診断といったものもあります。こちらはNANDA-Iの解説書みたいなもので、具体的な診断基準、アウトカムの例、計画内容の例などが書かれています。併せて参照すると、より理解が深まるでしょう。

看護計画

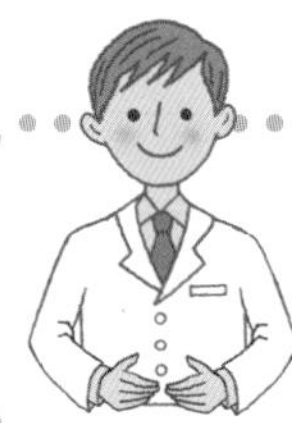

看護は、漠然と患者を看るというわけではなく、きちんと目標と計画に基づいて実施されています。

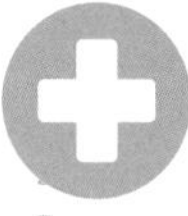

看護計画の構成要素

看護計画は、次の3つから構成されています。

①看護問題
②患者目標
③計画内容

一般的に、次のように表現されます。

看護計画

看護問題 #.		
患者目標		評価日 〇月〇日
計画内容 O-P T-P E-P		

それぞれの構成要素の内容は以下のとおりです。

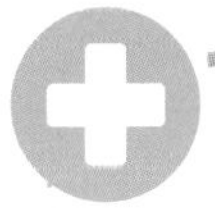

看護問題

NANDA-Iに基づく看護診断名を選択します。優先順位を付けて介入していきます。

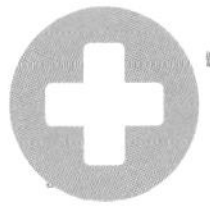

患者目標

患者目標とは、いつまでに患者にどうなってほしいのかを示したものです。

ここで、1つ事例を挙げましょう。

●事例：Mさん　70歳代　男性

7日前に脳梗塞を発症し、右片麻痺となっている。拘縮予防のためリハビリ中。認知症がある。自分のことは自分でやりたい性格であり、ナースコールを押さないで行動しがちである。看護問題は「転倒転落リスク状態」と「活動耐性低下」が立案されている。

看護問題		
#1. 転倒転落リスク状態		
患者目標	転倒させない	評価日 ○月○日

看護問題		
#2. 活動耐性低下		
患者目標	できるだけ車椅子で過ごす	評価日 ○月○日

ここで、看護計画を立案する際に注意してほしいポイントが3点あります。

ポイント❶　患者が主語になる

よくある間違いとして、例えば、事例で挙げた「看護問題：#1.転倒転落リスク状態」ですが、「患者目標：転倒させない」となっています。

この場合、「転倒させない」の主語は看護師ですよね？　これではいけません。

「患者」の目標なので、次のように患者を主語にして「転倒しない」とするのがよいのです。

看護問題 #1. 転倒転落リスク状態		
患者目標	転倒しない	評価日 ○月○日

ポイント❷ 評価ができる目標を

次に、よくある間違いとして、評価がしにくい目標設定をしている場合があります。

例えば、事例で「看護問題：#2.活動耐性低下」があります。

そこで、上記のように「患者目標：できるだけ車椅子で過ごす」としてしまうと、「できるだけってどれくらい？」となってしまいます。そのため、次のように具体的な数値を用いて「1日15分車椅子で過ごすことができる」というように表現しましょう。

看護問題 #2. 活動耐性低下		
患者目標	1日15分車椅子で過ごすことができる	評価日 ○月○日

ポイント❸ 無理のない目標設定を

さらに、もう1つよくある間違いとして、患者にいきなり高い目標を設定したばかりに、期日までに目標が達成できないということがあります。

これは、段階を踏んで徐々に目標を高くしていかなかったために起こることです。

例えば、ポイント❷で挙げた「看護問題：#2.活動耐性低下」について、「患者目標：1日15分車椅子で過ごすことができる」というのが退院までの目標だとしたら、まずは「入院7日目までにベッドに端坐位になることができる」という比較的簡単な目標から始めましょう。そして、「短期目標」「長期目標」と2つに分けてもよいです。

看護問題 #2. 活動耐性低下		
患者目標	（短期目標） 入院7日目までにベッドに端坐位になることができる	評価日 ○月○日
	（長期目標） 1日15分車椅子で過ごすことができる	評価日 ○月○日

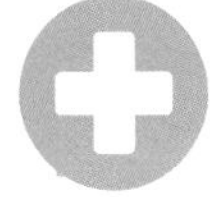

計画内容

看護問題と患者目標ができたら、次は目標を達成するための具体的な計画を考えましょう。計画は次の3つの観点から考えます。

・O-P（Observation Plan）：観察計画
・T-P（Treatment Plan）　：援助計画
・E-P（Education Plan）　：教育計画

観察計画 O
援助計画 T
教育計画 E

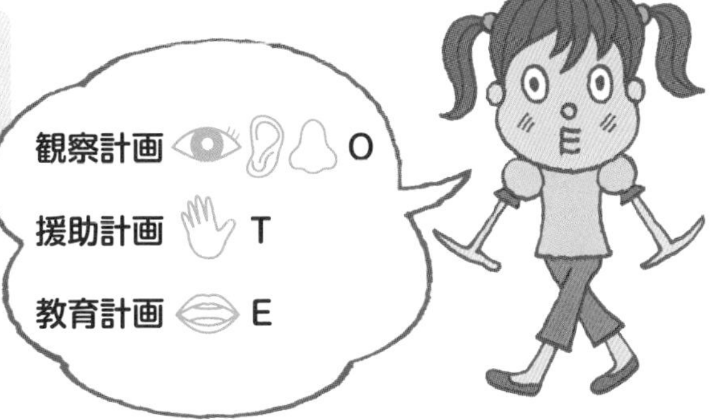

O-P：観察計画とは

目、耳、鼻、指を使って得られた情報のことです。例えば、採血データやバイタルサインの変化、患者の顔色や表情、皮膚の色、爪の様子、チアノーゼや発汗の有無、下痢、嘔吐の有無、咳嗽や喘鳴の有無、排泄物の色や性状、臭いなど、目で見たり、耳で聴いたり、鼻で嗅ぐことで収集できる情報を書きます。

T-P：援助計画とは

手を使って行う援助のことです。例えば、バイタルサイン測定や輸液管理、体位変換、トイレ歩行の付き添い、寝衣交換、オムツ交換など様々な援助のことです。O-PとE-Pに入らない計画は、おおよそT-Pに入れてしまっても問題はないです。

E-P：教育計画とは

口を使って説明することです。例えば、「トイレに行きたくなったらナースコールを押してください」と説明することや、「身体が動かしにくいときは無理に動いたりしないでください」と指導することなどです。

E-Pは、本によっては「指導計画」と書いてあるため、何か指導しなければいけないと考えてしまいますが、口頭での説明も指導の1つと考えましょう。
ベテラン看護師

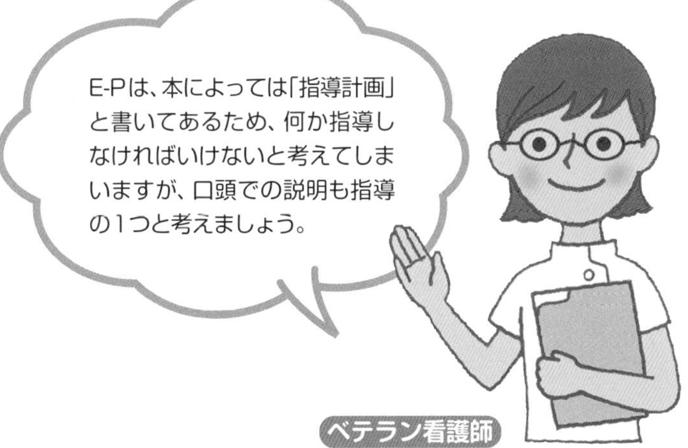

経過記録

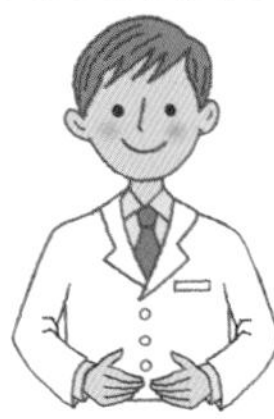

ここでは、経過記録の書き方について学んでいきましょう。経過記録は、看護計画を実施した結果、どのような反応が得られたのかを記録するものです。看護記録全体においても、最も重要な部分となります。しっかり学習していきましょう。

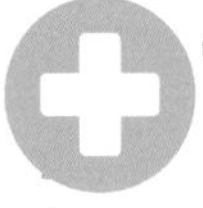

経過記録とは

患者の反応と変化を記録する

経過記録とは、看護計画に基づいた看護を行った結果、患者からどのような反応が得られ、そして患者の健康状態や看護問題がどのように変化したのかを記録するものです。

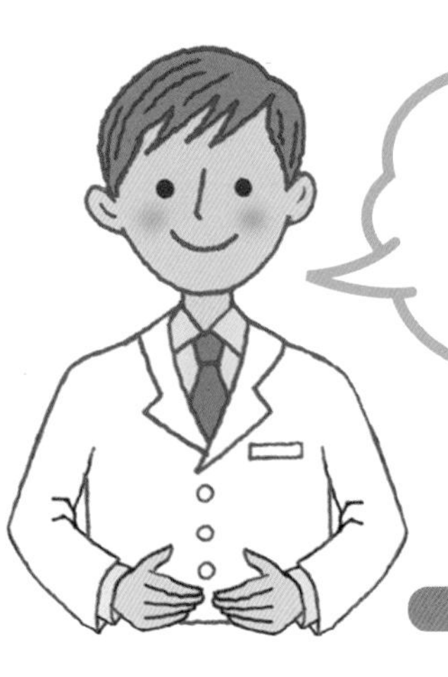

経過記録は、看護が適切に行われたかどうか、また、看護の質を評価するための重要な資料になります。

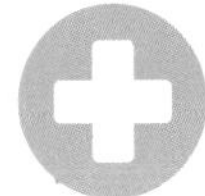

経過記録を書く前に

POS（問題志向型システム）という考え方

経過記録を書く前に、1つ覚えていてほしい考え方があります。

それは、**POS**＊（**問題志向型システム**）というものです。その名のとおり、思考の観点を患者の持つ問題に向けて考えていきます。

すなわち、だらだらと患者の様子や看護師が行ったことを書くのではなく、患者の持つ問題ごとに記録をするということです。こうすることで、患者の持つ問題に焦点を当てて、論理的に考えながら必要な看護を提供することができます。

経過記録では、基本的にPOSの考え方に基づいて記録を書いていきますので、しっかりと覚えておきましょう。
ベテラン看護師

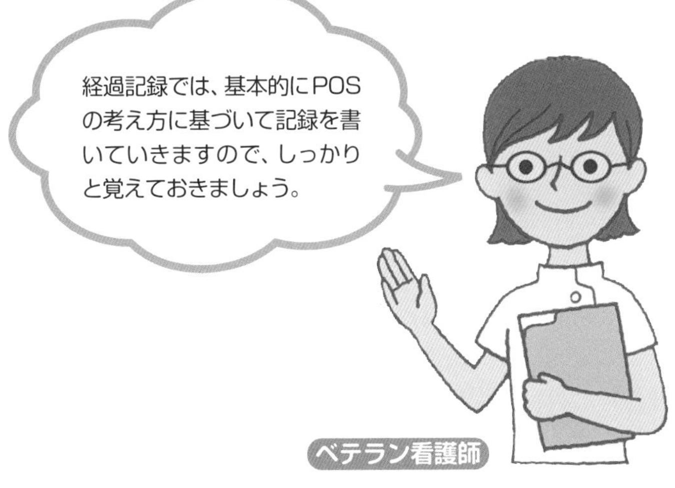

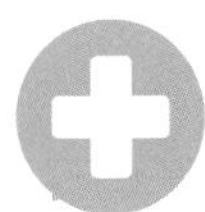

経過記録の書き方

経過記録の書き方は3種類

経過記録の書き方には、次の3種類があります。

- SOAP（ソープ）形式
- フォーカスチャーティング（DAR形式）
- 経時記録

＊**POS**　Problem Oriented Systemの略。

経過記録①
SOAP(ソープ)形式

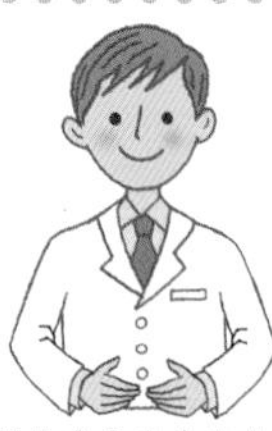

POS(問題志向型システム)の考え方に基づいた記録方法にSOAP(ソープ)形式があります。患者が抱える問題点ごとに、計画・実施・評価を論理的に展開していく記録方法のことです。ここでは、SOAP形式の基本を押さえていきましょう。

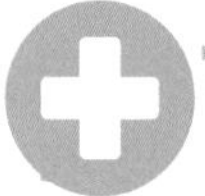

SOAP形式の書き方

●事例:Kさん　70歳代　男性　パーキンソン病(Yahr 5)

在宅療養していた。排尿困難のため膀胱留置カテーテルを挿入している。40度前後の発熱が続き、尿路感染疑いのため入院。高熱と発汗が著明である。

現在、経過記録を書く際に最もよく使われる形式です。一般的に次のように書きます。

日時	問題番号	看護問題	記事	
○月○日 10:00	#1	感染リスク状態	S	身体が熱い感じがします。
			O	BT 38.3℃　顔面紅潮あり。全身から多量の発汗があり、寝衣が湿っている。咳嗽、振戦、悪寒は見られない。膀胱留置カテーテル挿入中。尿混濁が見られる。頭部と右腋窩に氷枕を当てる。
			A	多量の発汗があり、脱水に注意が必要である。また、発熱と尿混濁があり、感染の徴候が見られるため主治医に報告が必要。熱型の観察と水分出納、全身状態を継続して観察していく必要がある。
			P	プラン続行

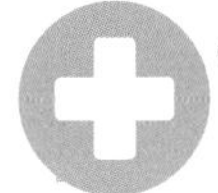

SOAPとは何か

まず、SOAPとは何かを確認していきましょう。

●S：主観的データ（Subjective data）とは

患者（もしくは家族）が話したことです。例としては、患者が発した言葉や訴え、家族の話す思いなどです。

●O：客観的データ（Objective data）とは

観察したり、自分が実施することで得られた情報です。例としては、検査データ、バイタルサイン、患者の表情や顔色、実施した看護内容とその際得られた情報などです。

●A：アセスメント（Assessment）とは

どう考えるかです。つまり、SとOから患者はどのような状態であると考えられるか、ということです。看護問題において患者目標に対する達成度の評価を行います。

●P：計画（Plan）とは

どうするのかです。つまり、Aで考えられた患者の状態を改善していくためにどうしていくのか、ということです。「プラン」ともいいます。

看護計画に挙げた内容を続行するのであれば「続行」、変更したほうがいいと考えられれば「変更内容を記載」し、看護計画も修正していきます。

場合によっては、新たに看護計画を立案し、実施していく旨の記載も行います。

O：客観的データについて

「客観的」というと、患者の表情や皮膚の色、状態、検査データ、バイタルサインなど、外から見たものをありのまま記すということはなんとなく理解できると思います。

しかし、ここで注意してほしいのは、「客観的」の中には、「自分が実施したこと」も含まれるということです。看護では、実施したことの記録がなければ実施していないのと同じだと見なされることがあります。

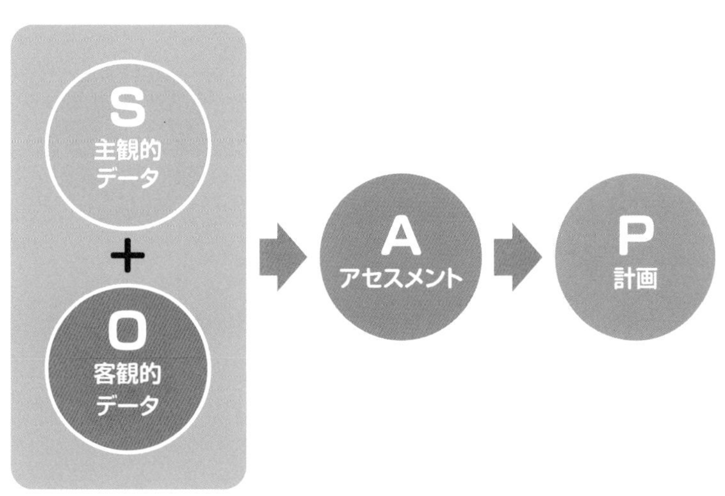

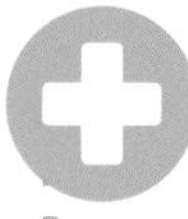

SOAP形式の良い点

- 問題ごとに記録を書くので、何が問題で、どのようなケアを行っていくべきなのか明確になる。
- 思考の流れが一目瞭然であり、根拠を持ったケアにつながる。
- NANDA-Iの看護診断に基づいてケア内容も一般化しており、看護に活かしやすい。

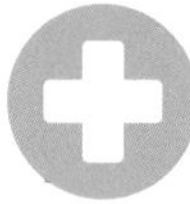

SOAP形式の悪い点

- 考え方や書き方に慣れていないと、支離滅裂になる。
- アセスメントを苦手とする看護師が多い。
- 現在、立案されていない新たな看護問題に対する柔軟性がないため、追加立案する必要があり、手間がかかる。
- 基本的に看護上のある1場面、もしくは1日の看護ケアをもとに物事を考えるため、長期間の経過を評価する内容には適さない。

せっかく処置やケアをしたのであれば、しっかり記録に残さなければ意味がありません。実施したことすべてをO（客観的データ）情報の欄に記すようにしましょう。
ベテラン看護師

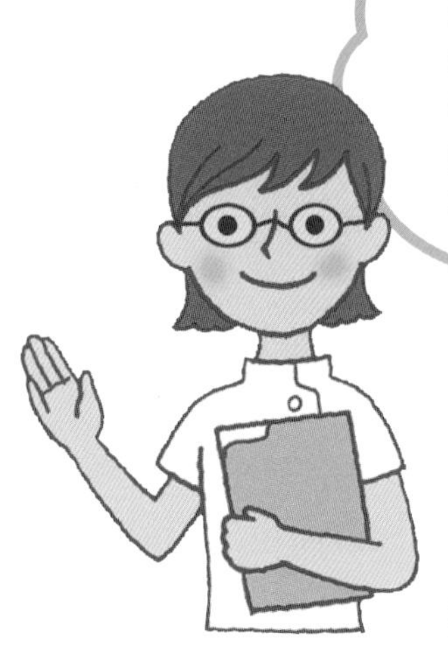

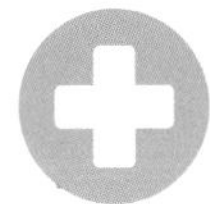

SOAPの書き方のコツ

S+O→A→Pがポイント

SOAPで看護記録を書く際は、一貫性を持った記録になるようにしなければいけません。つまり、次の3つのポイントを押さえておくことが重要です。

①S（主観的データ）がA（アセスメント）につながっていること。
②O（客観的データ）がA（アセスメント）につながっていること。
③A（アセスメント）がP（計画）につながっていること。

以上の3つについて順番に考えていきましょう。

まず、次のイラストを見てSとOを書いてみましょう。

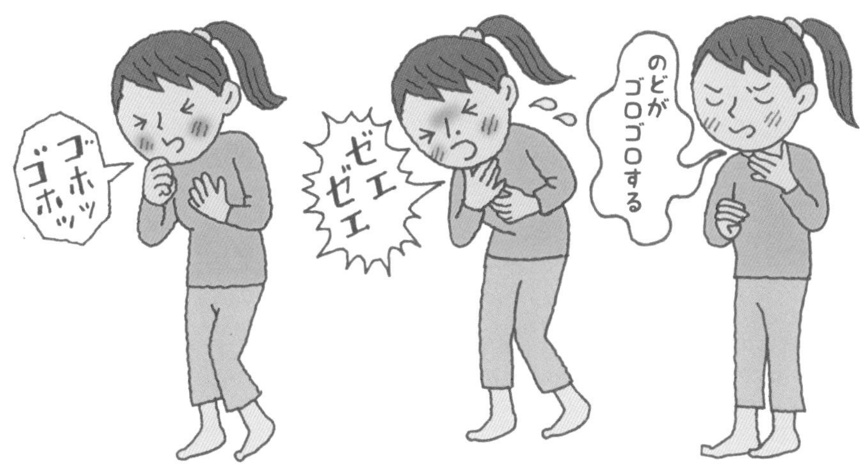

S	「のどがゴロゴロする」と話す。
O	咳をしている。胸に手を当てて、呼吸が苦しそうな表情をしている。痰がうまく出せていない様子である。

一見、これで悪くはなさそうですが、本当にそうでしょうか？

一つひとつ確かめてみましょう。

●S（主観的データ）の書き方

S：「のどがゴロゴロする」と話す。

これは、イラストで「のどがゴロゴロする」という発言があるのでよさそうに見えます。しかし、Sとはいったい何を書くのか思い出してみましょう。

Sは主観的なデータ、つまり患者が話した言葉をそのまま書くところです。イラストの中に「〜と話す」という発言はありませんよね？

なので、

S：のどがゴロゴロする

が正解になります。

●O（客観的データ）の書き方

O：咳をしている。胸に手を当てて、呼吸が苦しそうな表情をしている。痰がうまく出せていない様子である。

これも、イラストを見るとこのような印象を受けますので、よさそうに思えます。しかし、Oは見たままの状態を書くところです。

Oに書かれていることを分析してみますと、次の3つに分かれます。

- 咳をしている。
- 胸に手を当てて、呼吸が苦しそうな表情をしている。
- 痰がうまく出せていない様子である。

・咳をしている。

➡ 見たままの状態が書かれているのでOKです。

・胸に手を当てて、呼吸が苦しそうな表情をしている。

➡「呼吸が苦しそう」とは、患者が訴えていますか？　これは、自分が考えたり思ったりしたことになりますよね。なので、これはOではありません。

・**痰がうまく出せていない様子である。**

➡「痰がうまく出せていない」とは、どこから判断したのでしょうか？　これも自分が考えたり思ったりしたことですよね。なので、これもOではありません。

以上を踏まえて修正すると、次のようになります。

S	のどがゴロゴロする。
O	咳をしている。 胸に手を当てている。 喘鳴がある。
A	胸に手を当てており、呼吸が苦しそうである。のどがゴロゴロするという発言や咳嗽・喘鳴があり、痰がうまく出せていないようである。

このように、自分が考えたり思ったりしたことは、A（アセスメント）として記入するのが正しい書き方になります。

このとき注意してほしいのは、「SとOに書いた情報がどのようにAにつながってくるのか」を考えることです。SやOに書いたことが、せっかくAの根拠になっているのに、Aに活かされていないことがよくあります。

●A（アセスメント）の書き方

ここまでの例で、SとOがどのようにAに対応しているのか考えてみると、次のようになります。

S	のどがゴロゴロする。
O	咳をしている。 胸に手を当てている。 喘鳴がある。 SpO_2 93%
A	胸に手を当てており、呼吸が苦しそうである。 のどがゴロゴロするという発言や 咳嗽・喘鳴があり、 痰がうまく出せていないようである。 ガス交換障害の可能性がある。

これを見ると、SとOがそれぞれ、Aのどこにつながっているのかわかりますよね。

●P（計画）の書き方

さらに、AはP（計画）にもつなげることができます。上記のAをもとに、Aからのつながりを意識してPを考えてみると、次のようになります。

A	胸に手を当てており、呼吸が苦しそうである。 のどがゴロゴロするという発言や咳嗽・喘鳴があり、 痰がうまく出せていないようである。 ガス交換障害の可能性がある。
P	呼吸苦症状が出現しており、酸素飽和度の低下がないか観察する。 痰を除去するため体位ドレナージ、吸引をする。 医師の指示に基づいて、酸素吸入や医師への報告をしていく。

※Pにおいて、必要であれば、看護問題の追加やプランの修正なども記載する。

このように、SOAPはそれぞれがつながっていて、一貫性があるものになります。

AやPがいまひとつ思い浮かばないという場合は、以上のように、それぞれの根拠になる部分は何か、さかのぼって順番に考えていくとよいでしょう。

SOAPの書き方

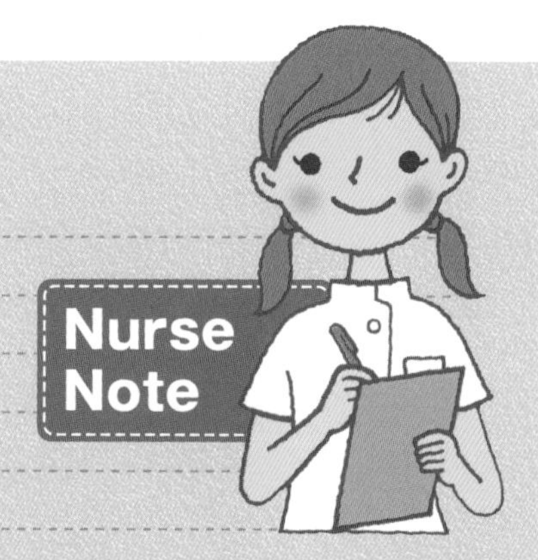

- Oはありのままの患者の状態を書く。
- Aは判断と（SとOに基づく）根拠を書く。
- SとOからAを考えて、AからPを考える。
- 一貫性を持たせる。

以上のようにして、SOAPは論理的に書こう。

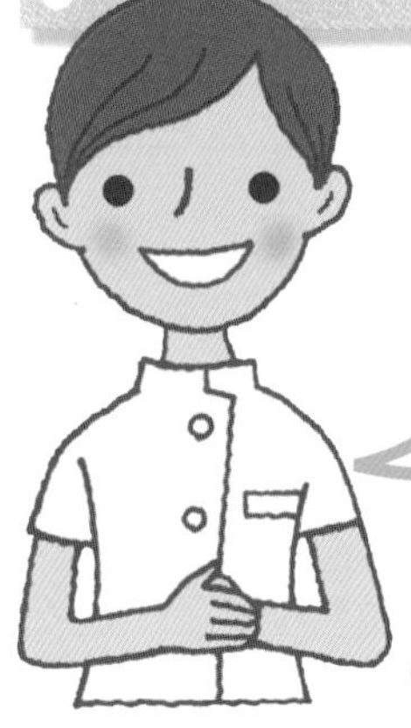

SOAPで看護記録を書く際、一貫性を持った記録になるようしなければいけません。SとOから考えられるリスク、対策の必要性、どうすれば患者目標が達成できるかを考えることが重要です。

先輩看護師

経過記録②
フォーカスチャーティング

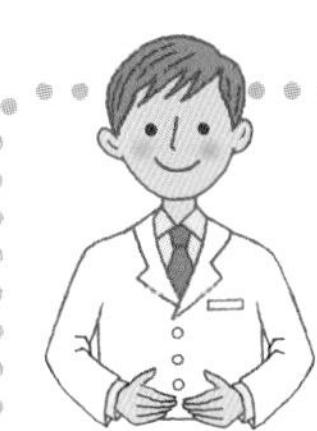

POS（問題志向型システム）の考え方に基づいた記録方法には、フォーカスチャーティングというものもあります。フォーカスを自由に記載し、情報・実施・反応を順序立てて記載する記録方法のことです。

フォーカスチャーティングの書き方

●事例：Tさん　50歳代　女性　胃がん

化学療法目的で入院。疼痛緩和のため、オキシコンチンを内服している。3日間排便がなく、腹部の張りと息苦しさの訴えがある。

フォーカスチャーティングでは、SOAP形式と同様にPOSで書きます。看護ケアと患者の反応が明確になる記録方法です。次のようにDAR形式を用いて記録します。

日時	フォーカス	記事	
○月○日 10:00	3日間 排便がない	D	起床後から何度もトイレに行っているが、排便がない。3日間排便がなく、息苦しさと腹部膨満感がある。オキシコンチンを内服中。「3日も便が出ないなんて初めて。これも薬の副作用かしら。やだねぇ」
		A	緩下剤の希望はないか聞く。また、腹部マッサージの方法を指導する。
		R	「じゃぁ、下剤もらおうかしら。お腹のマッサージもやってみます」

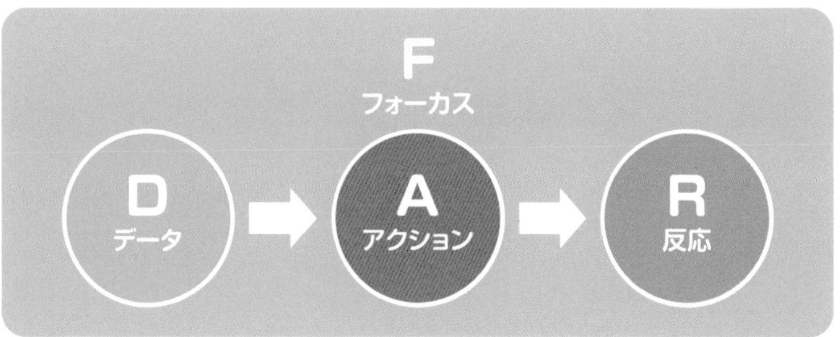

FDARとは何か

フォーカスチャーティングにおけるDAR形式のFDARとは何か、確認していきましょう。

●F：フォーカス（Focus）とは

患者の問題点のことです。フォーカス（Focus）には「焦点」という意味があります。簡単にいえば、話の内容のタイトルという捉え方で大丈夫です。

この部分には、いま患者が抱えている問題や患者の症状、看護師のケア内容や治療、処置など様々なものが当てはまります。

●D：データ（Data）とは

フォーカスに関する情報のことです。主観的な情報や客観的な情報、どちらもここに当てはまります。フォーカスに関連する内容であれば、どんなことでも大丈夫です。

●A：アクション（Action）とは

何をしたかです。フォーカスに対してどんな処置やケアを行ったのかを書きます。また、今後どのような看護を提供していくのか、どのような計画にするのかについてもここに記載します。

●R：反応（Response）とは

どうなったのかです。アクションで患者に行った処置やケアの結果、患者からどのような反応が得られたのかを書きます。

投与した薬剤の効果が発現するまでに数時間かかるなど、反応が得られるまでに時間がかかる場合は、すぐに書かなくても構いません。

フォーカスチャーティングの良い点

- フォーカスで取り上げる内容に柔軟性があり、自由な観点で記録ができる。
- 看護の内容とその反応について書くため、ケアにおける一連の流れが把握しやすい。

SOAP形式では看護問題（看護診断）がタイトルと決まっていましたが、フォーカスチャーティングではそれにとらわれないという点が違います。
ベテラン看護師

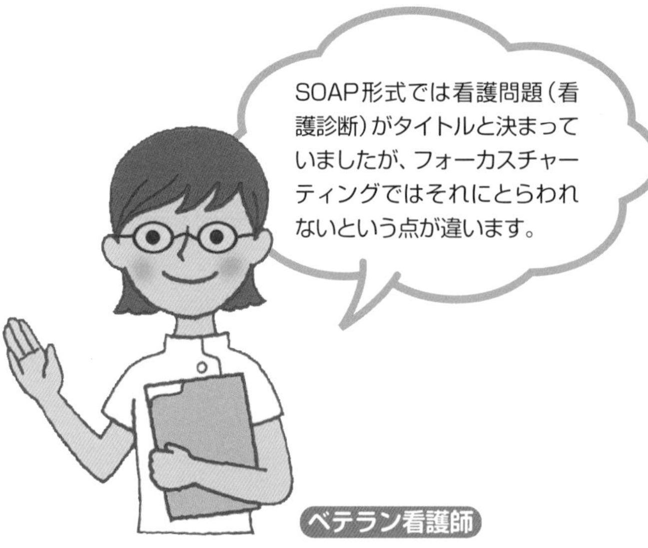

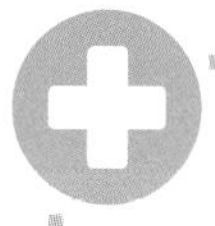

フォーカスチャーティングの悪い点

- フォーカスで取り上げる内容が人によって異なるため、他の日との比較がしにくい。
- 新人と熟練者とでは、フォーカスにおける適切性の差が大きくなる場合がある。
- フォーカスを当てる箇所により、記録の数が増えやすい。

column

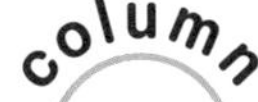

SOAP形式とフォーカスチャーティングの関係

SOAP形式の構成要素は**S**(Subjective data)、**O**(Objective data)、**A**(Assessment)、**P**(Plan)ですが、さらに**I**(Intervention:介入)、**E**(Evaluation:評価)を加えたSOAPIEとする場合もあります。

フォーカスチャーティングとは次のような関係にあり、SOAPからフォーカスチャーティングへの移行は比較的容易にできます。

SOAP(IE)形式	フォーカスチャーティング
S(主観的データ):Subjective data O(客観的データ):Objective data	D(データ):Data
A(アセスメント):Assessment	F(フォーカス):Focus
P(計画):Plan	
I(介入):Intervention	A(アクション):Action
E(評価):Evaluation	R(反応):Response

フォーカスチャーティングでは、SOAP形式と同様にPOSで書きます。看護ケアと患者の反応が明確になる記録方法です。
ベテラン看護師

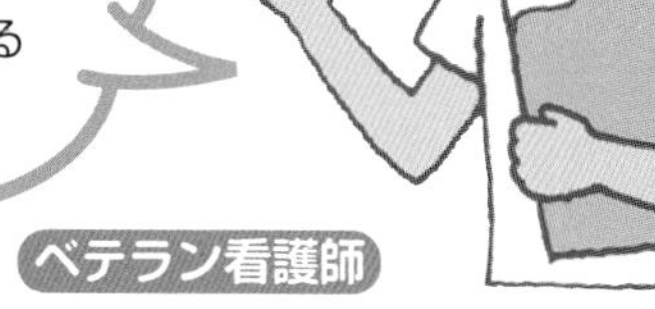

経過記録③

経時記録

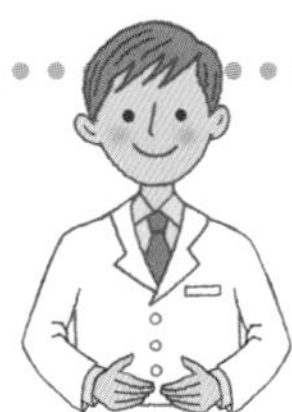

経時記録では、観察した患者の状態、実施した看護、治療や検査などに対する患者の反応などを経時的に記録します。POS（問題志向型システム）の考えに基づかない記録方法です。

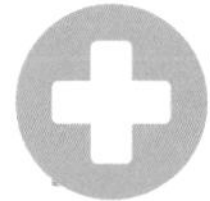

経時記録の書き方

●事例：Nさん　80歳代　女性　脳梗塞

昨日の夕方より、右手の痺れと右足の脱力感があった。疲労から来るものと考えていたが、一晩経っても治らないため、夫と共に受診すると脳梗塞と診断される。加療目的で入院となる。

経時記録は、時系列で起きたことを順番に書いていきます。SOAP形式やフォーカスチャーティングとは違い、POSでは記録しません。

一般的には、次のように書きます。

日時	#	記事
○月○日	経時記録	夫と共に車椅子で来院する。301号室に入院する。右片麻痺が見られ、車椅子からベッドへは左手でベッド柵を持ってもらい、両脇を抱えることで移乗が可能。コミュニケーションはとることができるが、構音障害がある。右口角の下垂が見られ、流涎が見られたためティッシュで拭き取る。 キーパーソンは夫である。入院前は自宅で二人暮らし。家事をしていた。

左から順に、出来事の日時、「経時記録」の記載（もしくは空欄）、記事の欄に出来事を書きます。

出来事には、時間を追って患者の状況や看護師の対応、医師の処置内容など医療記録について順番に記載していきます。時間軸に沿って、出来事を詳しく書くことができます。

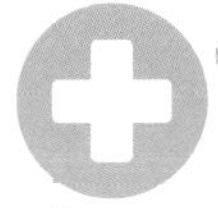

使用する場面

経時記録を使用する場面は、次のとおりです。

- 入院から初期計画立案まで。
- 重症、急変時、死亡時、事故発生時など。
- カンファレンスの場合、検討した内容とその結果、参加したスタッフ名など。

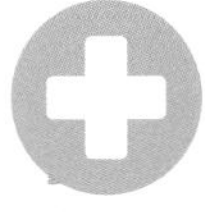

経時記録の良い点

- 突発的な事故や状況を時系列で記載できるのでわかりやすい。
- 形式にとらわれないので、見たままの状態をストレートに記録できる。
- 患者の行動パターンや性格など、その人らしさが浮き彫りになりやすい。

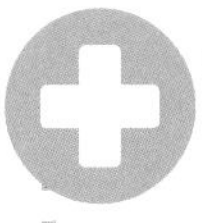

経時記録の悪い点

- 記録内容が長くなると、どこに何が書いてあるのかわかりにくくなる。
- 患者、看護師、医師などの細かな対応や様子をすべて書くので時間がかかる。

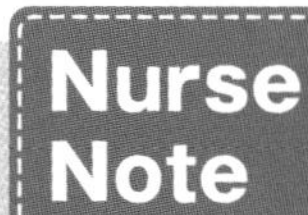

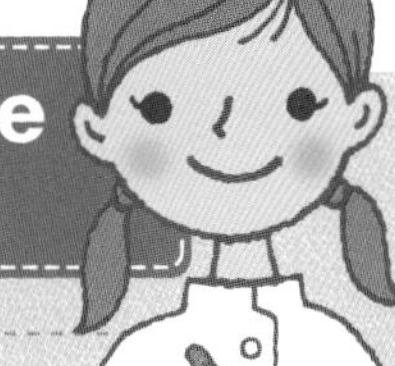

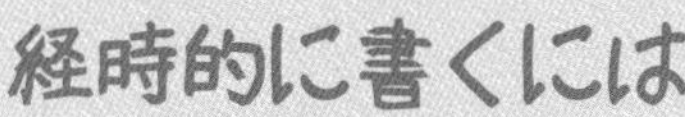

- いつ、どこで、誰が、何をして、どうなったかを明確にする。
- 起きた出来事を順番に書く。
- 突発的な事故や一時的な出来事（入院処理や話し合いなど）を書くのに適している。
- 記録内容が長いと、どこに何が書いてあるかわかりにくい。

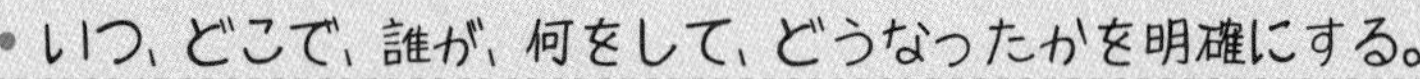

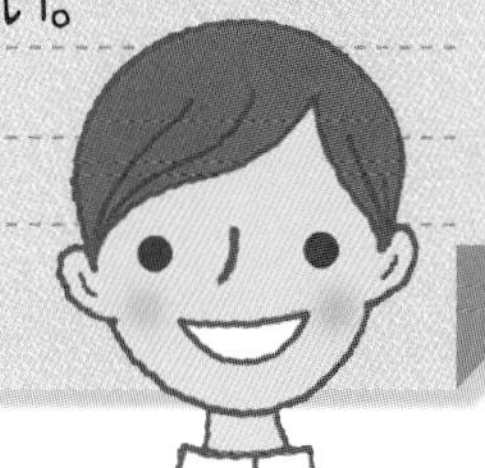

経時記録は、時系列で起きたことを順番に書きます。

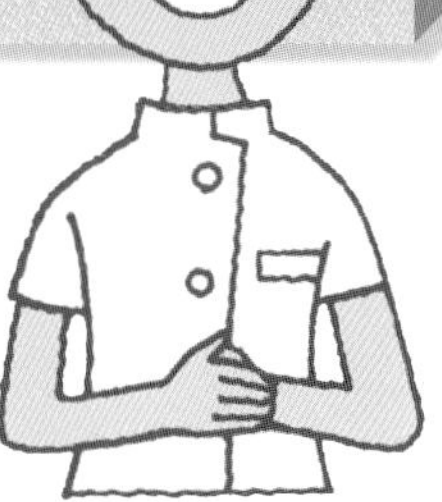

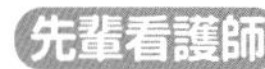

看護サマリー

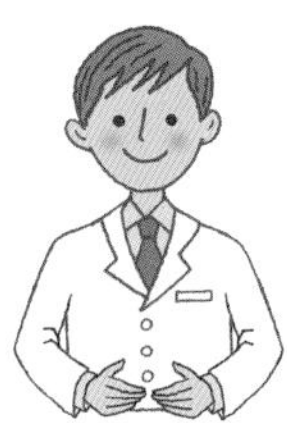

看護サマリーとは、患者の経過や実施された看護ケアなどの情報を簡単にまとめたものです。入院中における患者の状態やケアの内容を伝えるための書類ですので、転棟時、転院時、退院時など必要に応じて作成します。
そのため、サマリーには必要な情報を的確に記載し、サマリーを読んだだけで継続したケアができるようにしなければいけません。
ここでは、サマリーの概要とどんなことを書けばよいのかを学びましょう。

看護サマリーの目的

送り先で必要な情報を的確に伝達すること

もし、あなたの働く病院や施設に他院から突然患者が送られてきたとき、何も情報がないと、どんな疾患なのか、どんな症状があるのか、どんなケアをしてきたのか、それらの情報収集ができず困りますよね。

そこで、必要な情報を提供して、スムーズな受け入れができるようにするため、看護サマリーが必要になります。

看護サマリーに書くこと

看護サマリーで必要な記載事項

治療の経過は、医師が記載する診療情報提供書があれば、記載しなくてもよい場合もあります。

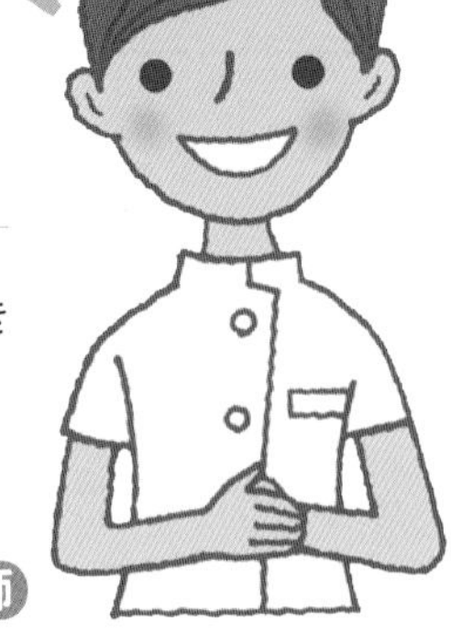

先輩看護師

- **治療の経過**　：症状の出現や受傷の日時、病名、治療内容とその経過を記載します。
- **入院中の経過**　：入院日、治療内容、入院中の言動、その他、特筆すべきことです。

●**立案していた看護問題とその実施内容、評価：**
今回の入院中に立案していた看護問題のすべてに対して、実施したことと患者の反応、患者目標の達成状況について記載します。

●**食事・入浴・排泄・更衣・移動の介助状況**
：セルフケア行動に関する援助状況を記載します。

●**服薬状況**：配薬（毎回／1日ぶん／1週間ぶん）かどうか、自己管理なのか、服薬確認でよいのか、服薬拒否がないか、などです。

●**最終排便日**：最終排便があった日を記載します。

●**精神症状の有無**：暴言、暴力、認知症、高次機能障害、妄想、徘徊がないか、などです。

●**既往歴**：現病以外の過去の罹患した病名と、罹患当時の年齢または年月を記録します。

●**感染症**：感染症の内容を記載します。なければ、「なし」と記載します。

●**アレルギー**：アレルギーの内容を記載します。なければ、「なし」と記載します。

●**家族関係**：患者の家族構成を記載します。

●**病状説明と理解**：主治医の説明内容と共に、患者または家族がどのように病状を受け止めているのか記載します。

SOAPは基本的に看護上のある1場面、もしくは1日の看護ケアをもとにものごとを考えます。

それに対して看護サマリーは、入院中の数日～数か月にわたる経過の中で、大事なところを簡潔にまとめたものです。そのため、入院からの日を追って出来事や治療、その結果などを順に記載することができる経時記録形式が適しているのです。

看護サマリーは、経時記録形式で書きましょう。書籍によっては、SOAP形式で書くことを推奨しているものもありますが、それは好ましい方法ではありません。
ベテラン看護師

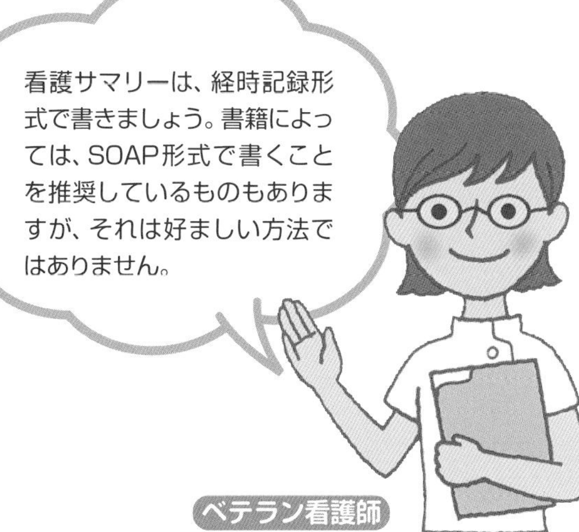

記録のルール

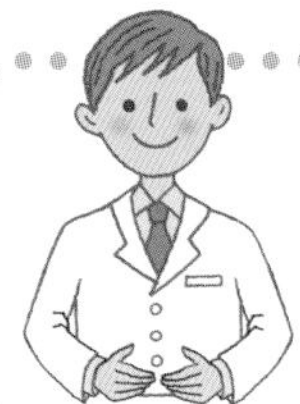

看護記録を書く際に守らなければならない、基本的なルールというものが存在します。以下に主なものを挙げました。しっかり覚えておきましょう。

黒ボールペンで書く

看護記録を書く際には、電子カルテを使用する場面も多いですが、どうしても紙が必要な場合もあります。それは、患者にアナムネ用紙を記載していただく場合や、同意書にサインをいただく場合、紙カルテに記録する場合などです。

仕事で使う資料や書類は、黒ボールペンで記入するよう定められていることが多くあります。ボールペンを使うことになっているのは、改ざんや不正を伴う追記・修正を防ぐ目的があるからです。

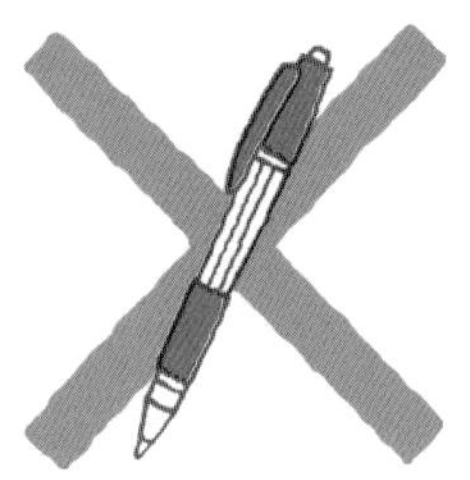

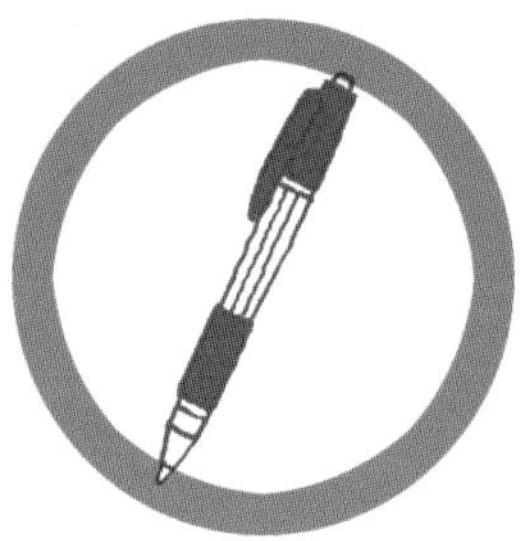

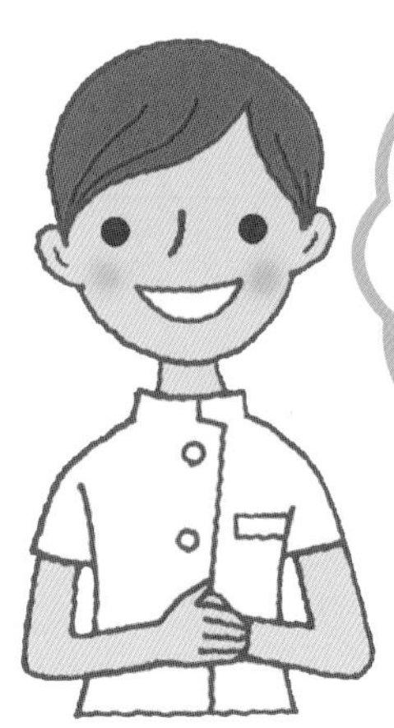

ボールペンの色については、コピーをした場合に青色などでは薄くなって読めない場合があるため、基本的には黒を使用するようにしましょう。

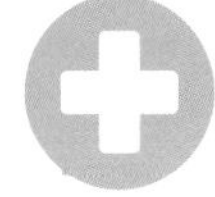

訂正は二重線で

文章を訂正するとき、修正液や修正ペンなどを使用することは基本的に禁止されています。文章の訂正の際は、二重線を引いてその近くに正しい文字を記入します。

特に、訂正をすることで文章の意味が変わる場合は、その近くに日付、時刻、サインを書きます。誤字や脱字の場合の訂正は二重線のみで、それらは不要です。

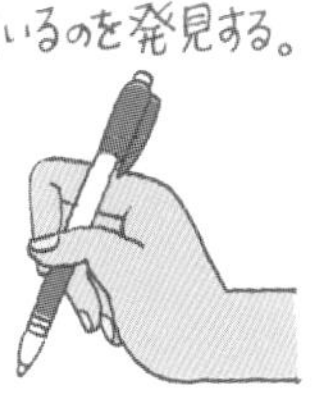

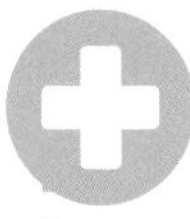

サインは直筆で

サインをする場合、筆跡や筆圧で確実に本人のサインであることがわかるようにする必要があります。そのため、サインはできるだけ直筆で行い、印鑑の使用はなるべく控えるようにしましょう。

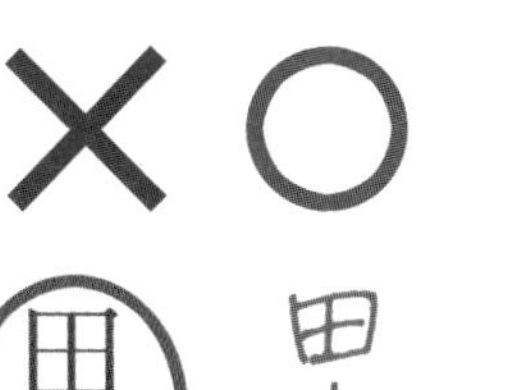

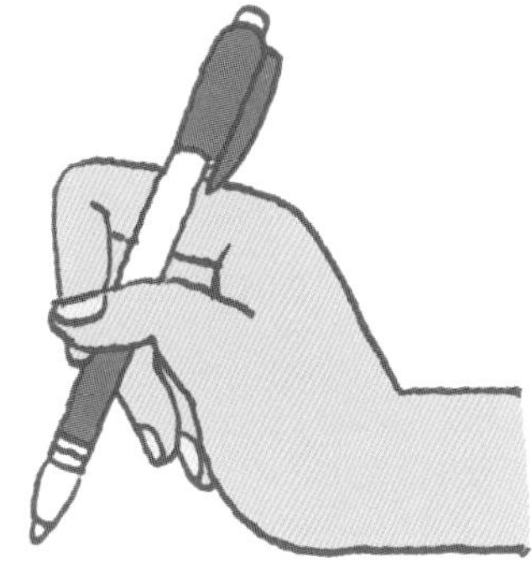

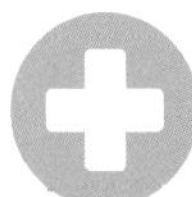

前もって、これから行う処置やケアの記録をしてはいけない

カルテを記録するのには、結構、時間がかかるものです。だからといって、実施していない処置やケアを前もって記録してはいけません。記録は事実に基づいた記載をするものです。気を付けましょう。

空白は空白のままにしない

特に紙カルテにおいて、看護記録で空白の行が出てくる場合があります。その場合、空白のあった場所にその行数を記載するようにしましょう。

退院したあとで、その空いている行に何かを追加して書いたりすることは、カルテの記載事項を変更することになります。これは、カルテを改ざんしていると捉えられてしまうこともあるため、誤解されないように注意しましょう。

例：空白が2行ある場合、「2行空白」のように記載する。

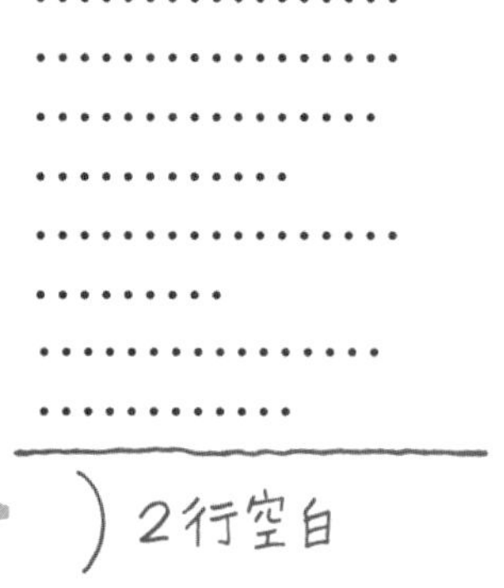

自分が実際に見ていない患者の記録はしない

担当する患者の情報は、自分で責任を持って事実確認をして記録を残しましょう。自分が実際に見ていない患者を、「いつもこうだから今日もこうだろう」とか、「たぶん、こうだったはず」と勝手な憶測で記載することは絶対にいけません。

必ず、自分で確認するか、他のスタッフに聞くなどして情報収集しましょう。

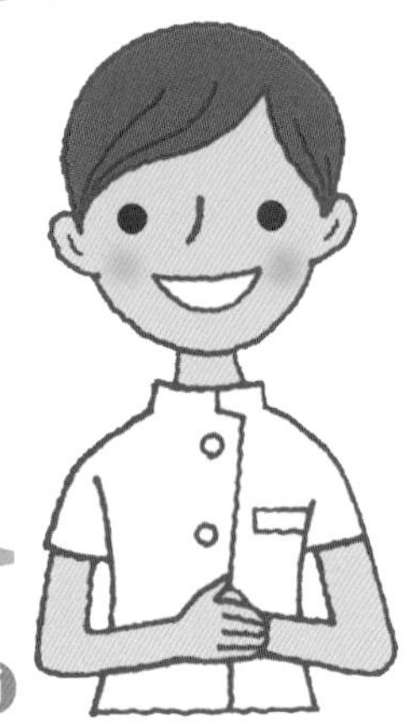

先輩看護師

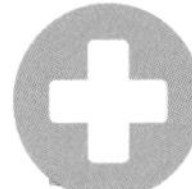

院内において認められていない略語を使わない

院内で定められた表現を使った記録をするように心がけましょう。造語や不適切な言葉が使われていると、他のスタッフが記録を見た際に困惑します。

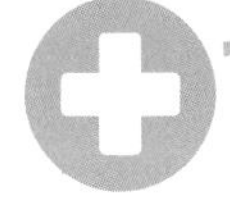

「～と思われる」「～のように見える」といった曖昧な表現はしない

気付かないうちに意外とやってしまいがちなことですが、推測や予想など、曖昧な表現を使っていませんか？　曖昧な表現を避けて、明確な表現や断定的な表現を用いるようにしましょう。

例えば、「～と思われる」は「～の可能性がある」、「～のように見える」は「～する様子が見られる」といった表現にするなど、言い換えが可能であれば表現を変えましょう。

記録はルールを守って書く

- 院内の記録規定に従って書く。
- 責任の所在を明らかにする。
- 事実に基づいた記録をする。

所属する施設や団体のルールに合わせて記録をしましょう。

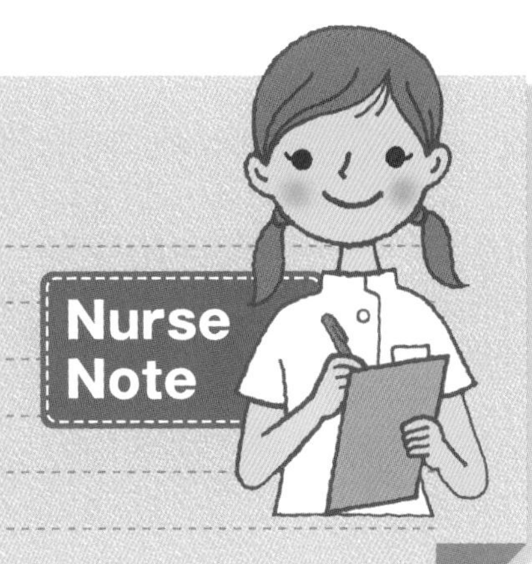

看護師の勤務時間はどうなっているの？

●勤務体制

・二交代制は日勤（朝～夕方）、夜勤（夕方～翌朝）

・三交代制は日勤（朝～夕方）、準夜勤（夕方～深夜）、深夜勤（深夜～朝）

メインは日勤と夜勤（準夜勤・深夜勤）という勤務ですが、ほかにも早出や遅出といったものや、病院独自で決めた特殊な勤務時間が存在するところもあります。

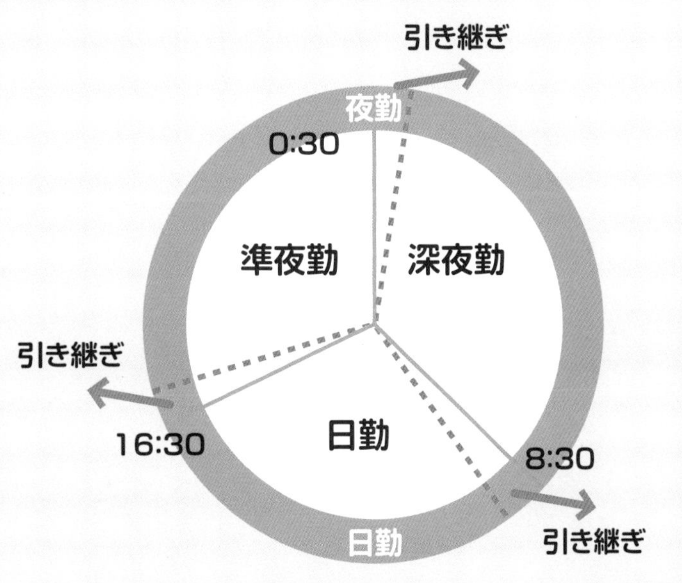

ちょっと
休憩

看護のやり方ってどんなものがあるの？

●個別方式

1人の看護師が数人の患者を受け持って、必要な看護（バイタルサイン測定や清潔への援助など）をすべてこなす方式。看護師の資質が問われる方式でもあります。

●機能別方式

看護業務を機能的に分担する方法。点滴をする係や清拭をする係など、援助や業務の種類ごとに担当を決めて行う方法です。

しかし、一貫した看護が展開しにくく、患者中心の看護が困難（担当が受け持ちの患者を把握しにくい）です。

最近では、新たなPNS（パートナーシップ・ナーシング・システム）というのもあるみたい。2人1組で複数の患者さんを受け持つことで、業務の効率化と安全性の確保につながるらしいわね。
患者さん

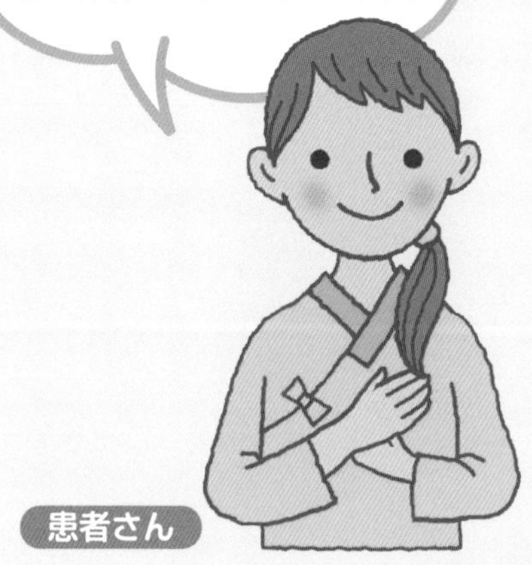

●一般方式

■チームナーシング

個別方式と機能別方式の組み合わせです。看護師、看護助手を能力ごとに均等に配置することで編成されたチームが、1つの病棟に2つ以上置かれ、一定数の患者さんを受け持つ看護方式です。チームのリーダーを決め、チームで看護業務を行います。

チームのリーダーを中心に、チーム内でカンファレンスを行って看護計画を立て、その看護計画を実施して看護の評価を行っていきます。

■プライマリーナーシング

看護師が患者と一対一の関係を持って、入院から退院までの一貫したケアを行います。医師と同様に、その患者に対しての「看護」の全責任を持ちます。

患者の立場からすると、励みにもなり信頼関係は築きやすいといえます。しかし、この体制では看護師の能力によって看護の質にかなりの差が出ます。

■モジュールナーシング

プライマリーナーシングとチームナーシングの折衷方式です。1病棟内に2つ以上のチームを編成し、チーム内の看護師を一定期間固定します。

その中で看護師は、担当患者の入院から退院までの一貫した看護を行います。

診療情報の開示の視点からの看護記録

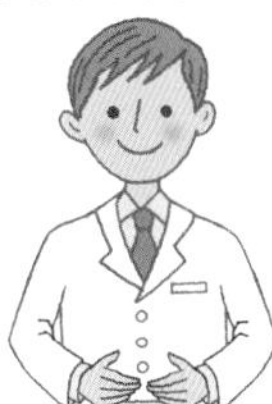

現代では、カルテはかつてのように医療者だけが見ることができる秘密のものではなく、患者も希望すれば閲覧できるものになっています。
そこで、患者がカルテの閲覧を希望した場合に、焦ったり慌てたりしなくてもよいような記録の仕方を考えていきましょう。

カルテ開示とは

カルテ開示は、正式には**診療情報開示**といいます。厚生労働省の「診療情報の提供等に関する指針」（平成15年9月12日医政発第0912001号別添、平成22年9月17日医政発第0917第15号）では、「医療従事者等は、患者等が患者の診療記録の開示を求めた場合には、原則としてこれに応じなければならない」とされています。つまり、「患者がカルテを見たいといったら、医療従事者はカルテを見せなければならない」ということです。

いまでこそ、こうした考えが浸透してきていますが、診療情報開示についての意見が出た最初の頃は、様々な問題があり、なかなかうまくいきませんでした。というのも、「カルテは医療従事者だけの情報であって、患者には見せないもの。万が一、患者に見られても医療従事者だけがわかる隠語を使っていればよい」という教育が、長い年月にわたって続いていました。

そのため、情報開示という考えはまったくなかったのです。

カルテ開示の目的は、医療の質向上のため

特にやましいことをしていなくても、警察官と目が合うと「ドキッ」とするのと同様に、人は誰しも、人に見られていると感じると緊張しますよね。

看護記録においても、ほとんどの看護師はとりたてて「都合の悪いことを隠している」といった実感はないはずです。カルテはあくまでも、そのときどきの患者の訴えや身体所見があり、それに対するアセスメントをし、さらに計画と評価を記載するものだからです。

この内容に関して、患者と情報を共有しても、医療者側に何ら不都合は生じないはずです。しかしながら、文章の表現方法や記載の仕方によっては、読み手が書き手の意図しない捉え方をする場合があります。

その結果、誤解やトラブルを生む原因となることもあります。そのため、カルテは誰が見ても同じように理解できるような書き方をする、ということが大事になってきます。

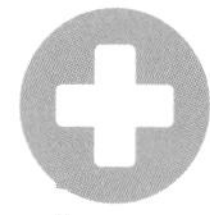

見る側にも責任がある

カルテには、患者が知らない情報がたくさん含まれています。カルテ開示にあたっては、ここで1つ大きな原則を押さえておく必要があります。

それは、

「どんな病気も、必ず死ということと隣り合わせである」

ということです。人は、必ず最期に死を迎えます。そのきっかけは、病気であったり事故であったり様々だと思いますが、あらゆる疾病のカルテ情報は絶えず死と向かい合っている情報をはらんでいる、ということを覚えておかなくてはなりません。

ときに、そこには、見せる側の責任だけではなく、見る側の責任というものも存在します。つまり、見る側も「腹をくくる必要がある」ということです。カルテをとりあえず見て（見てしまって）、ショックを受ける事実が書かれているかもしれません。

そのあとのフォローを誰に求めるかということも問題になります。そのため、カルテ開示には慎重さも必要といえるでしょう。

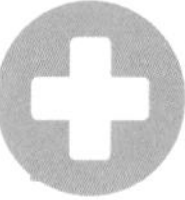

カルテに書いていなければ、やっていないことと同じ

日々の看護をするにあたって、患者に実施した処置やケアは必ず記録に残すようにしましょう。万が一、医療事故を起こし、損害賠償を請求されるようなことがあった場合、当然のことながら事実確認のため、診療情報開示が求められます。

その際、事故発生時点までに実施していたケアや観察していた項目に関する記録がなければ、証拠がないため、何もしていなかったと見なされる場合があります。せっかく実施していた看護も、証拠として記録に残していなければ意味がありません。

自分の身を守るためにも、しっかりと記録に残すようにしていきましょう。
ベテラン看護師

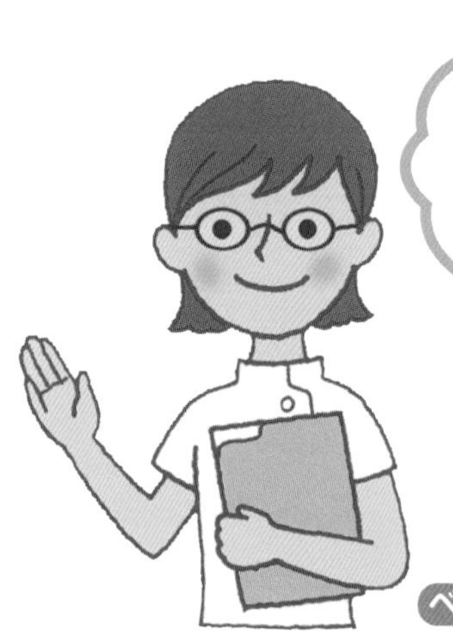

診療点数を加算する処置やケアは、理由も記載する

処置やケアの中には、診療点数を加算する（以下、「コストをとる」と表現する）ものもあります。診療点数は、入院費用に関わってくるもので、ときに高額となる入院費用に驚く患者もいます。

患者から入院費用について抗議があり、カルテ開示を求められることもあり、処置やケアの実施記録は必須です。

看護師は、患者の状態をアセスメントし、必要に応じて処置やケアを実施することができます。そして、実施した処置やケアに関する記録をし、コストをとることができます。

患者の状態を十分にアセスメントしないまま、「やる必要はないけど、摘便しよう」とか「この患者は嫌いだし、必要ないけど静脈確保して痛い思いをさせてやろう」といった身勝手な理由で処置やケアを実施し、コストをとることは、患者を恐喝したり、傷害を負わせたりすることと同じです。

必要性を十分にアセスメントしないまま、患者に処置やケアを強制することは、倫理的にも問題となりますので、「～のため○○を実施する」というように、実施する根拠と実施した内容をセットで記載するように努めましょう。

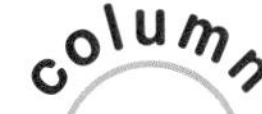

インシデントレポート、アクシデントレポート、ヒヤリ・ハット報告書の違いは？

病院では、医療事故防止のために、事故報告書を作成して事故と対策の情報を共有しています。事故報告書には以下の３種類があり、状況に応じて使い分けています。

- **ヒヤリ・ハット報告書**
  業務の中で何らかのミスを犯しかけ、「ヒヤリ」「ハッと」した場合。
- **インシデントレポート**
  事故により患者に変化が生じ、一時的な観察や、安全確認のための検査が必要となったが、治療の必要がなかった場合。
- **アクシデントレポート**
  事故により患者に変化が生じ、処置が必要となった場合。

※インシデントレポートとヒヤリ・ハット報告書を同じものとして扱う施設もあります。

患者も希望すればカルテを閲覧できます。患者が希望した場合に、焦ったり慌てたりしなくてもよいような記録の仕方を考えていきましょう。

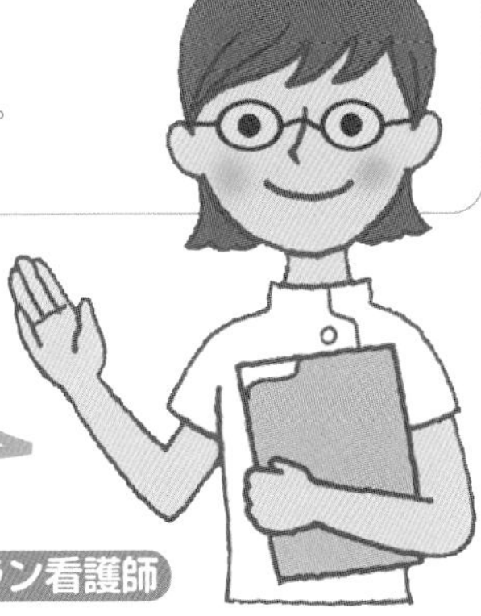

看護必要度と看護記録

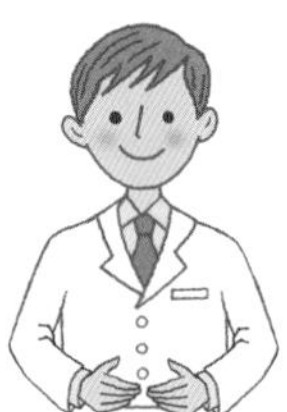

これまで、病棟や病院ごとに必要とされる看護の量がバラバラなのは知られていましたが、必要な看護量に応じた適切な看護師の人員配置がなされていませんでした。そこで、必要な看護の量を数値化して人員配置の参考とするため、全国共通の基準となるものが作られました。それが**看護必要度**です。

重症度、医療・看護必要度作成の背景

現代は、少子高齢化の進行と共に、医療費の増加が問題となっています。その一方で、医療サービスの拡充のため看護師の人員確保も急務になっています。

しかし、看護師の人数には限界があり、必要な患者に必要なだけの看護が提供できないこともあります。そこで、患者から見たケアの必要量を把握し、適切な量の看護を提供できるようにする必要がありました。

従来、「看護」について大変さを測る基準が統一されておらず、「今日は忙しかった」とか「大変だった」という主観的な表現をしていました。しかし、それは何を基準にそういえるのか？　という、基準となるものがはっきりしていませんでした。

そこで、看護師の大変さを表したものではないですが、あくまでも患者にとってどれだけの看護が必要か、という視点での数値化を図るために「重症度、医療・看護必要度」という指標が作成されました。

標準化された同じ指標で評価することで、患者から見たケアの必要量を把握することができるようになり、病棟ごとや病院ごとの比較ができるようになりました。

患者の状態を客観的に評価するのに優れた指標だね。看護必要度はまだできてから日が浅く、導入後の感想と意見交換が交わされているみたい。今後もどんどん改定されていく可能性があるね。
患者さん

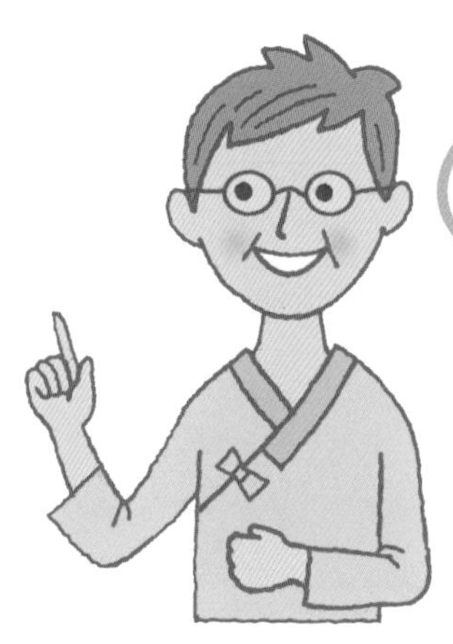

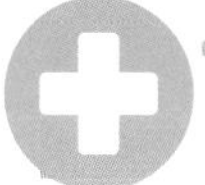

重症度、医療・看護必要度の活用

7対1入院基本料を算定するなど手厚い人員配置がなされている、急性期と称される病院や病棟には、症状の重い患者に対する高度な医療の提供と必要な人員の配置が求められています。

そこで、入院患者の症状が重いかどうかを客観的に判断するための尺度として、「重症度、医療・看護必要度」が活用されています。

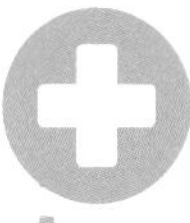

重症度、医療・看護必要度とは

「重症度、医療・看護必要度」は、一般に**看護必要度**とも呼ばれています。看護必要度を用いて、「患者がどのような医療を受けており、どのような身体状況にあるのか」を数値化することで、重症度の判定ができます。

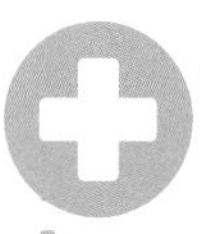

重症度、医療・看護必要度の構成

「重症度、医療・看護必要度」を評価する際は、A、B、Cの3つの大項目に分類された24の評価項目について、患者の重症度と看護の必要量が測定されます。

A項目：モニタリングおよび処置など
B項目：患者の状態・介助の実施
C項目：手術等の医学的状況

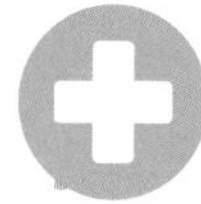

重症度、医療・看護必要度の将来

７対１入院基本料を届け出ている病院は、診療報酬により高い入院料を算定できるので、病院は７対１の看護体制が維持できるよう努力しています。しかし、逆にいえば、医療費に当てる国の予算がそれだけ必要になるということでもあり、今後もっと厳しい基準になるなど、定期的な見直しが行われることが予想されます。

平成27（2015）年より、看護必要度の正式名称が「重症度・看護必要度」から「重症度、医療・看護必要度」に変更され、急性期患者の特性を評価する方向に改められました。

ベテラン看護師

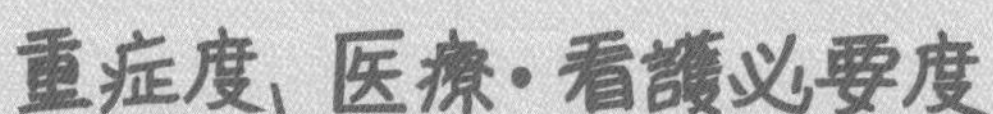

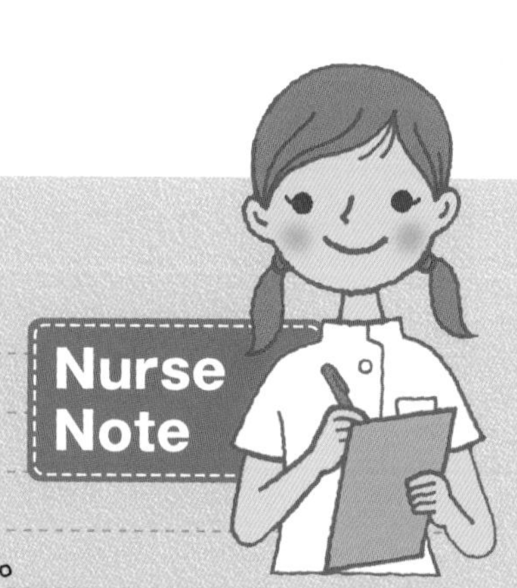

- 看護師を人員配置する際の参考になる。
- どれだけケアが必要な患者かを判断する基準。
- モニタリングや処置等はA項目。
- 患者の状態や介助を実施したかどうかはB項目。
- 手術など医学的な治療はC項目。

看護必要度が制定された目的とその内容を理解しましょう。

重症度、医療・看護必要度の評価時刻

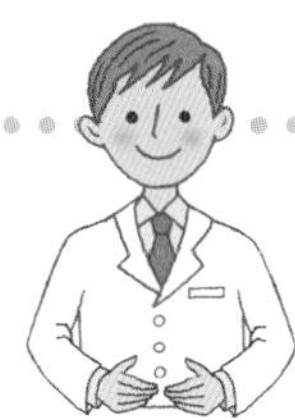

評価は24時間の記録と観察に基づいて行い、推測は行わないこととされています。評価時刻は24時です。重複や空白の時間はありません。

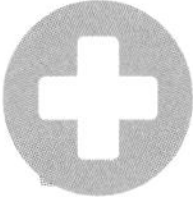

実施記録がない場合

当日の実施記録がない場合は評価ができないため、A項目では「なし」、B項目では自立度の一番高い評価となります。しかし、項目ごとの記録を残す必要はなく、記録から同一の評価を導く根拠となる記録（経過記録の中にあるモニタリングや処置など、患者の状態がわかる記録）が残してあればよいとされています。

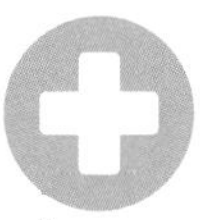

監査について

病院の機能評価を受ける際など、看護記録に関して適切に運用・管理されているか、第三者による監査が行われる場合があります。

その際、記録から同一の評価を導く根拠となる記録がなければ、看護記録が適切に書かれていないと判断されてしまう可能性があります。そのため、看護必要度における評価の根拠となる記録をしっかりと残しておく必要があります。

看護必要度のB項目の評価では、患者ができそうにないことでも、観察や評価ができるようなケアを看護師が実施していなければ、「できる」と評価します。また、患者の家族が行うケアは評価の対象にならないということも覚えておきましょう。

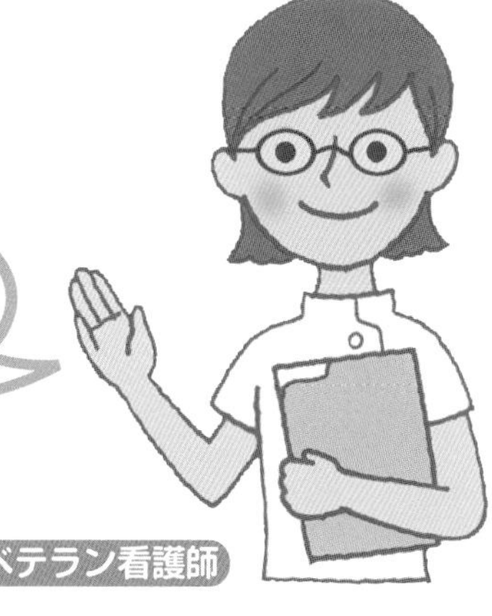

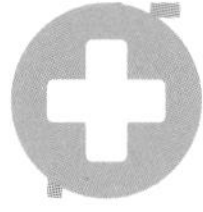

セット登録された定形文（経過記録）と活用例

本日、〇〇検査を実施。検査着に更衣してもらう際、腕を伸ばす協力動作見られる。車椅子へは全介助で移乗し、検査室までは車椅子で送迎した。検査後はベッド上で安静の指示があったため、その間は寝返りや起き上がり、坐位保持はできない状態であった。昼食時、オーバーテーブルを設置し、蓋をとり食事をセッティングすると、自己摂取された。口腔ケアは、歯ブラシとガーグルベースンを用意すると、自己で実施された。その後、口腔ケア物品の片付けを行った。

本日、**肝動脈塞栓療法**を実施。検査着に更衣してもらう際、腕を伸ばす協力動作が見られる。**ストレッチャーへは見守りで移乗**し、検査室までは**ストレッチャー**で送迎した。検査後はベッド上で安静の指示があったため、その間は寝返りや起き上がり、坐位保持はできない状態であった。昼食時、**ベッドを30度ギャッジアップする。**オーバーテーブルを設置し、蓋をとり食事をセッティングすると、自己摂取された。口腔ケアは、歯ブラシとガーグルベースンを用意すると、自己で実施された。その後、口腔ケア物品の片付けを行った。

重症度、医療・看護必要度の評価項目に即した記録は、診療報酬請求のための根拠にもなります。そのため、根拠となる記録の漏れがないようにしなければなりません。しかし、実際のところ評価項目が多く、すべての項目の評価において根拠となる記録を残すには、かなりの時間と労力が要求されます。

そこで、その記録を効率的・効果的に行い、看護師が患者のケアに時間を費やせるような工夫が大切です。電子カルテシステムにある「利用者単語登録」や「セット登録」、「セット展開」といった、定形文を登録できるシステムを使用して、重症度、医療・看護必要度の評価に関わる記録をすぐに活用できるようにするとよいでしょう。

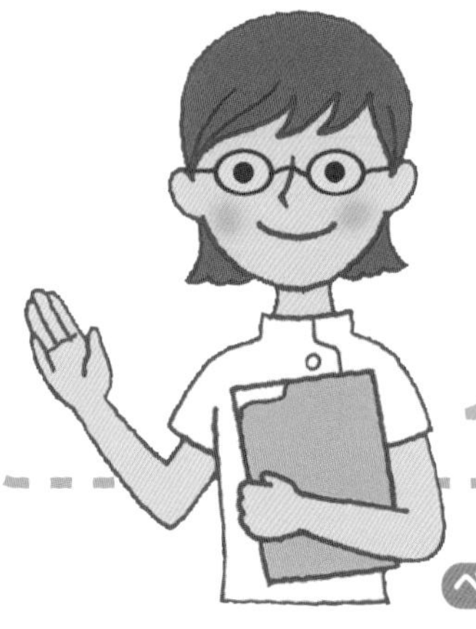

看護必要度の評価において、A項目では主に輸血や点滴の実施、ドレーンやカテーテルからの排液量の記載などが評価の根拠になるのに対し、B項目では主にSOAPや経時記録などの文章が評価の根拠になりますよ。

看護記録の書き方

看護記録には患者のことだけではなく、日常業務のやりとりも記載します。ここでは、看護記録の書き方の注意点を学びましょう。

書き方の基本原則

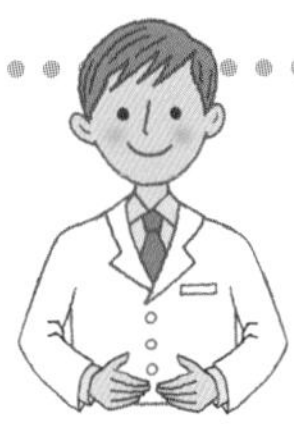

看護記録において、場面ごとに何を書けばいいのかはおおよそ決まっています。ここでは看護記録の書き方のうち、どんなタイトルにすればよいのか、どんな項目を書けばよいのかということを中心に説明していきます。

カンファレンス（conference）

カンファレンスとは、直訳すると、会議、研究会、協議会、検討会などという意味です。しかしながら看護においては、ザックリいうと話し合いのことをカンファレンス（または略して、カンファ）といいます。仕事内容を改善して、業務環境をよくしていこうということが、カンファレンスの基本的な目的となります。

看護師として働く中で、看護師の仕事内容に問題点があるかもしれません。また一方で、入院患者の中に、問題となっている患者がいる可能性もあります。加えて、入院時に立案した看護計画が適切かどうか、退院時の看護計画に対する評価などもカンファレンスで話し合います。

カンファレンスというのは、業務上で起こっている問題点を取り上げて、どう改善し、どんな対策をしていくか、さらにどう評価していくかということを看護師同士で話し合う場です。

しかし、形だけのカンファレンスでは何の意味もありません。カンファレンスを行うことで、看護師同士が問題点や改善すべき点についての情報を共有できるようにする必要があります。そこで、看護記録に残すことが大切になってきます。

カンファレンス記事の書き方の例を下に示します。経時記録形式で必要事項を簡潔に書くとよいでしょう。

日時	#	記事
○月○日 10:00	カンファレンス	参加者： 場所： 内容：テーマ、現在の状況、問題点、話し合いで出た意見、今後の方針、方向性など。

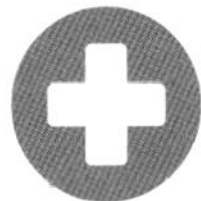

IC (Informed Consent)、ムンテラ

医療用語の中でもよく使われるものに、IC (Informed Consent：インフォームドコンセント) やムンテラ (mundtherapie) があります。

どちらも、患者・家族などへの病状や検査の説明という意味合いです。特に、何らかの治療などをする際には、説明すること (inform) だけではなく、同意を得ること (consent) も必要となるため、そのような場合はICを用います。

ICやムンテラは、主に医師が患者・家族などに対して行います。その際に看護師も同席して、内容と患者・家族などの反応を記録する必要があります。あとあと患者や家族から追加で説明を求められることや、確実に伝えたかどうか確認が必要になることもあるので、話し合いの内容を確実に記録することがとても重要になります。

書き方と項目の例を下に示します。

経時記録形式で、医師の説明と患者の反応を順に書くとよいでしょう。

日時	#	記事
○月○日 10:00	IC（もしくは、ムンテラ）	参加者： 場所： 内容：医師の説明、使用した物、検査データ、治療内容、患者・家族等の質問、反応、医師の回答、今後の方針、方向性など。

病棟、施設によって書き方は様々です。形式にとらわれず、それぞれの職場に合わせた記録方法で記載していきましょう！
ベテラン看護師

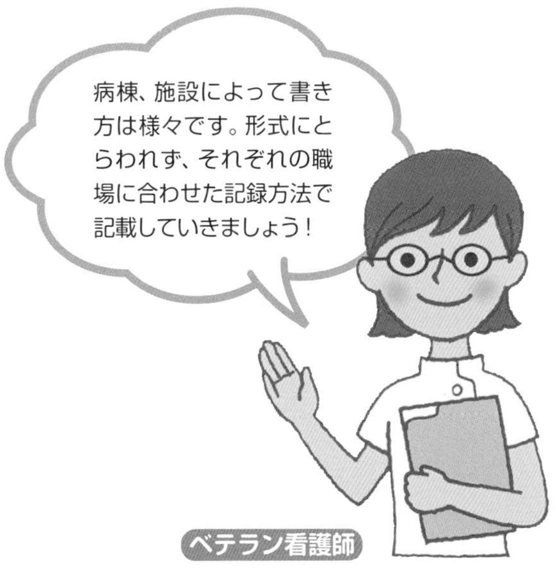

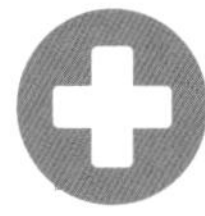

口頭指示

医療現場では、看護師は基本的に医師の指示のもと、薬剤の投与や創傷処置、医療機器の管理など診療の補助を行います。それらの内容は、カルテや指示簿、処方箋など、文書に記載されています。

しかしながら、ときに緊急の場合あるいは何らかの事情により、文書に記載されていないこともあります。その際は、医師に直接確認し、口頭で指示をもらうこともあります。

口頭で指示をもらう場合、どの医師から、何を、どのくらい、どうするのかといった詳細まで確認し、復唱して確認することが大切になってきます。

文書と違い、特に薬剤では、名前や量、単位、投与方法など細かいところまで確認することが事故防止につながります。また、口頭で指示を受けた場合、必ず記録に残すようにしましょう。そして、あとから医師にも指示内容をカルテに記載してもらうように依頼することが大事です。口頭で確認する場合には、十分に注意しましょう！

口頭指示の書き方の例を下に示します。

経時記録形式で、日時と、誰が、何を、どれくらい、どのように、どうするのかといった内容を詳しく書くとよいでしょう。

日時	#	記事
O月O日 10:00	口頭指示	OO医師より「何を、どれくらい、どのように、どうする」と口頭で指示を受ける。

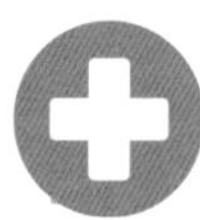

ヒヤリ・ハット

ヒヤリ・ハットとは、事故になってもおかしくなかった状況を「冷や汗をかく＝ヒヤリ」と「声も出ずハッと息をのむ＝ハット」で表した造語です。

「間違った医療行為が行われそうになったが、未然に気付いて防ぐことができた」ケースや、「行った医療行為に間違いがあったものの患者に実害はなかった」ケースなどが含まれます。

事故に至る事例が1つあれば、その背後には、それよりはるかに多くのヒヤリ・ハットの事例が潜んでいる（**ハインリッヒの法則**）といわれています。

そこで、ヒヤリ・ハットの事例を収集し、分析して、再発を防ぐ手立てを考え、その情報を共有することが、重大事故の防止につながるとされています。もとは労働安全の分野で生まれた概念で、事故＝アクシデントに対して、インシデントということもあります。

▼ハインリッヒの法則

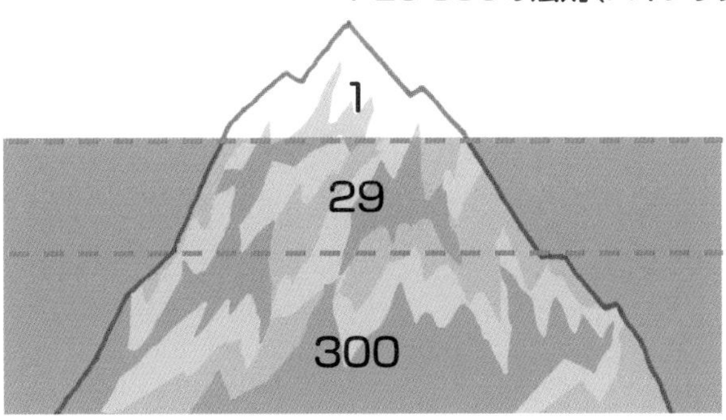

大きな失敗、重大な事故はまさに「氷山の一角」です。その下には多くのヒヤリ・ハットが潜んでいます！
先輩看護師

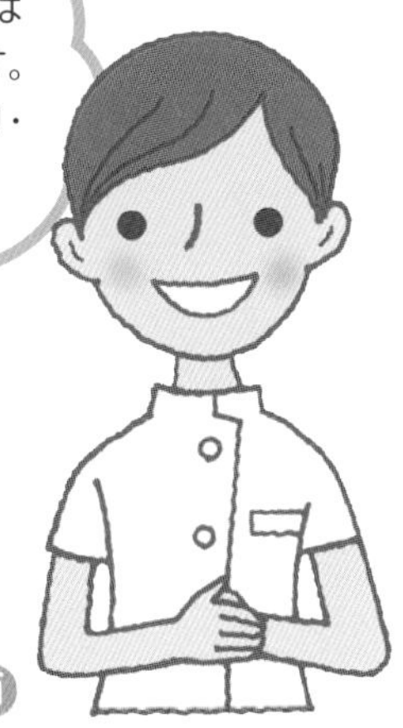

ヒヤリ・ハット報告書の書き方

ヒヤリ・ハット報告書を書く際は、5W1Hを意識して書きます。

まず、患者の年齢、性別、身体の状態を把握、次に、5W（いつ・どこで・だれが・なにを・なぜ）と1H（どうした）のそれぞれに当てはまるように状況を整理し、記入していきます。その後、原因と対策を考えて記入します。

ヒヤリ・ハット報告書の書き方の一例を次ページに示します。

ヒヤリ・ハット報告書の記載例（168ページ）も参考にして、できるだけ状況がわかるように詳しく書きましょう。

●ヒヤリ・ハット報告書

項目	内容
報告部署	○○病棟
発見年月日	20XX年/9月/○日　03:00
発生年月日の特定	□判明　□不明
発生年月日	20XX年/9月/○日　03:00
発生場所	病室
発生場面	□誤嚥・誤飲　□食事（誤嚥・誤飲を除く）　☑療養上の世話 □抑制　□入浴（熱湯・急変・怪我等）　□移動 □排泄　□誤薬・与薬忘れ　□注射・輸液 □チューブ類の管理　□人工呼吸器　□機械・機器　□離院・離棟　□暴力 □その他（　　　　　　　）
ヒヤリ・ハット記載者	☑当事者　□発見者
当事者職種	看護師
経験年月	○年○カ月
背景要因	□確認を怠った　☑確認不十分　□報告が遅れた □連携ができていなかった　□説明不足 □判断を誤った　□知識不足　□技術・手技が未熟　□忙しかった □機械トラブル　□ルールの不備　□マニュアル遵守不履行 □その他（　　　　　　　）
患者の性別	□男　☑女
患者の年齢	88歳
診療科	○○科
レベル	□レベル0　（患者に実施する前に発見された）
	☑レベル1　（患者への実害はなかった）
	□レベル2　（処置や治療は行わなかった）
	□レベル3a　（簡単な処置や治療を要した）【消毒・湿布・縫合・鎮痛剤投与など】
	□レベル3b　（濃厚な処置や治療を要した）【人工呼吸器装着・手術・骨折など】
	□レベル4a　（障害や後遺症が残ったが機能障害や美容上の問題はない）
	□レベル4b　（障害や後遺症が残り、機能障害や美容上の問題がある）
	□レベル5　（死亡）
具体的内容	9月○日の午前3時、前日の入院患者S氏がベッド柵（昇降側は頭側に長柵、足側に短柵を使用中）のすき間に頭を突っ込んだ状態で入眠しているのを発見する。前額部に柵の圧迫による発赤が見られる。血圧測定し、BP125/89mmHg Spo2 98%。S氏は軽度の認知症症状があるが昨夜は22時頃から静かに休んでおり、2時の巡視時には異常はなかった。ベッドは電動ベッドで手元スイッチは床頭台の上に置いてあった。当直の師長に報告し、経過観察となる。
教訓・対策	(1)事故防止対策として、必要時以外は電源プラグを抜く、内側に防護マットを設置する。短柵を長柵に変更する (2)メーカーからベッド柵のすき間を埋めるスペーサーを取り寄せて使用する (3)体幹ベルトなど抑制器具の使用を検討する

5W1Hを常に意識すること

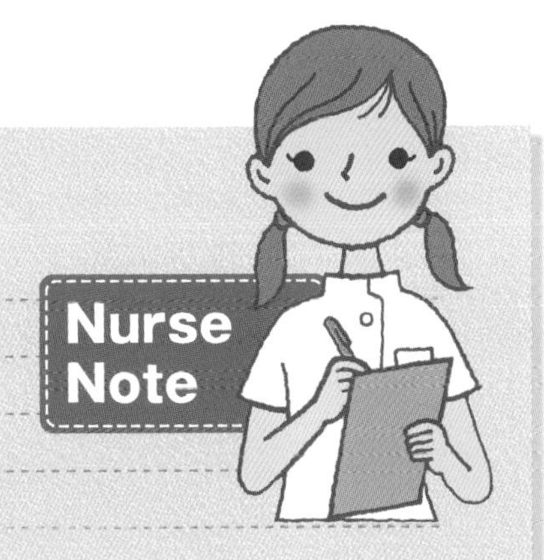

- 当事者しかわからないような記録にならないよう注意する。
- 「いつ、どこで、誰が、何のために、何をして、どうなった」を取り入れる。
- 情報が共有されるという認識を持つ。

第三者が読んでもわかる記録を書きましょう。

医療用語について

「303号室にエルケーで入院中の○○さんだけど、今週でケモ終わりだから、来週エントにします。家族にムンテラするから、いつなら都合がいいか聞いといて」

現場でよく交わされるこんな会話。

文章に起こすと、よくもこんなに医療用語が使われているものだと驚きます。一般の人が聞いたら、きっと何のことかさっぱりでしょう。

エルケーはLK、Lungenkrebs＝ルンゲンクレーブス（独語）、肺がんのこと。ケモはケモテラピー（英語）の略で、化学療法のこと。エントはエントラッセン（独語）の略で、退院のこと。ムンテラはムントテラピー（独語）で、病気や治療法について説明すること。

つまり、

303号室に肺がんで入院中の○○さんだけど、今週で化学療法終わりだから、来週退院にします。家族に説明するから、いつなら都合がいいか聞いといて。

という意味になります。

医療用語は、英語、ドイツ語、その他の外来語が入り交じっていて、本当に複雑になっています。患者に病状が安易に伝わり、混乱することがないようにする意味も含まれていると思いますが、ややこしいですよね。

また中には、医療用語にすると重みが感じられないものもあります。特に、患者が死亡することを「ステルベン」といいますが、日常では「ステった」と略されることがほとんどです。

「○○号室のKさん、昨日の夜ステったらしいよ」「え、ステったの？」と、このように、いかにも軽そうな響きになるのがちょっと気になります。「○○号室のKさん、昨日の夜亡くなったらしいよ」といってほしいです。人一人の命が消えたというのは、軽いものじゃないですからね。

読みやすく納得ができる真実

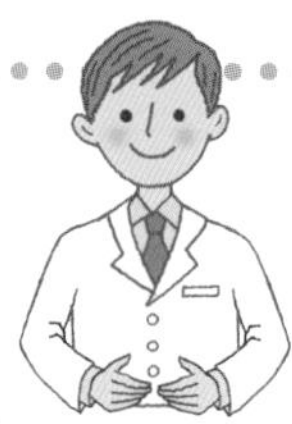

ここでは、記録を書くときにふと感じるであろう疑問や、意外と知らなかった正しい記録の書き方について説明します。読みやすくわかりやすい記録を書くためのポイントをお伝えします。

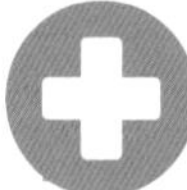

看護記録に敬語や丁寧語は必要ない？

例えば、片麻痺の患者の歯磨きを行ったときには、記録にどう書きますか？

「歯磨きをさせる」
「歯磨きをしていただく」

などと書いていませんか？

実は、どちらも不適切です。

「歯磨きをさせる」という表現において、「～させる」というのは、使役（＝他人にある行為をさせること）の意味があります。

つまり、囚人と看守の関係のように、患者よりも看護師のほうが偉いという印象を与えるので、望ましくない表現方法です。

「歯磨きをしていただく」という表現において、「～いただく」というのは謙譲語（＝自分がへりくだって相手を持ち上げる）です。つまり、今度は逆に患者のほうが看護師よりも偉いという印象を与えるので、こちらも望ましくない表現方法です。

では、どうすればよいのでしょうか？

この場合、「歯磨きをしてもらう」という表現がよいです。「～もらう」というのは、「相手の了承を得て相手が行った行為」をそのまま表現しています。ここでは、上下関係は存在しませんので、最適な表現方法になります。

同様にほかにも、尊敬表現（～れる、られるを含む）や丁寧語（です、ます調）も控えたほうがよいです。

例えば、「家族と話をしておられる」ではなく「家族と話をしている」、「ナースステーションまで歩いて来られる」ではなく「ナースステーションまで歩いて来る」、「車椅子でトイレに行っておられました」ではなく「車椅子でトイレに行っていた」というようにするとよいでしょう。

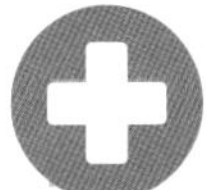

はてな「？」やびっくりマーク「！」は使わない？

看護記録の中で、以下のような記載をたまに見ます。

「ご飯はまだか？　早く持って来い！」

認知症の患者でしばしば見られる言葉です。はてなやびっくりマークを使うことで、患者との会話における臨場感が伝わってきます。

しかしながら、疑問符（？）や感嘆符（！）は、日本語の正書法で定められていない表現であるため、正式な看護記録に使うのはあまり望ましくないことを覚えておきましょう。

では、どうすればよいのでしょうか？

この場合、はてなやびっくりマークの部分は句点（。）や読点（、）にしましょう。また、臨場感を出したい場合には、例えば次のように、日本語で言い換えてみましょう。

「ご飯はまだか、早く持って来い。」

「ご飯はまだか、早く持って来い」と話す。

「ご飯はまだか、早く持って来い」と強い口調で訴えている。

このように、表現を少し変えることで読みやすく、看護記録にふさわしい書き方になりました。ぜひ、参考にしてください。

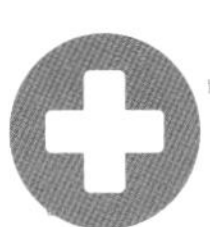

「フローシート参照」は万能の言葉

次のSOAPを見てください。

日時	#	SOAP	記事
5月10日 10:00	#1.便秘	S	今日も便が出ないです。ガスは出ています。
		O	本日、排便はない。腹部にやや張りがある。腸蠕動音良好
		A	本日で3日間排便がなく、排便コントロール不良。便秘傾向
		P	腹部マッサージ 温罨法 主治医に緩下剤を依頼

便秘のアセスメントをする際、このように書いていませんか？

違和感がない場合は、要注意です。

注目してほしいのは、

O）本日、排便はない。
A）本日で3日間排便がなく～。

という表現です。

SOAPは基本的に、ある1場面を切り取って考えたものです。上の記録だけで、「3日間排便がない」と判断はできません。

このようにアセスメントしたのは、おそらくフローシートでここ数日における排便の有無を確認していたからでしょう。

フローシートの情報（経日的な変化）をデータとして入れたいのであれば、正しくは次のように書きます。

O）5月8日～5月10日　排便がない。
A）本日で3日間排便がなく～。

このように、日付を書くことで、O情報からアセスメントへの流れがよくわかります。

しかしながら、毎回の看護記録で、このようにフローシートで確認すればよい情報を引用して、看護記録に書くのは大変です。また、フローシートに書いてあるのに、さらに看護記録でも記載するということは、記録の重複にもなり、看護記録にかかる時間が長くなってしまいます。

確かに、看護記録をわかりやすくするにはよい方法かもしれませんが、もっと簡潔に見やすく書くということが看護記録には求められています。そこで、フローシートからデータを引用する場合、このように書きましょう。

O）本日、排便はない。**フローシート参照**
A）本日で3日間排便がなく～。

「フローシート参照」と明記することで、SOAPのデメリットである1場面を切り取るのではなく、フローシートでここ数日間におけるデータを参照するという意味にもできます。

排便の有無だけではなく、ほかにも「バイタルサインはフローシート参照」としたり、「尿量はフローシート参照」としたりすることで、バイタルサインや尿量の変化についても記載することができます。

状況に合わせて、「○○はフローシート参照」という言葉を使うようにしていきましょう。

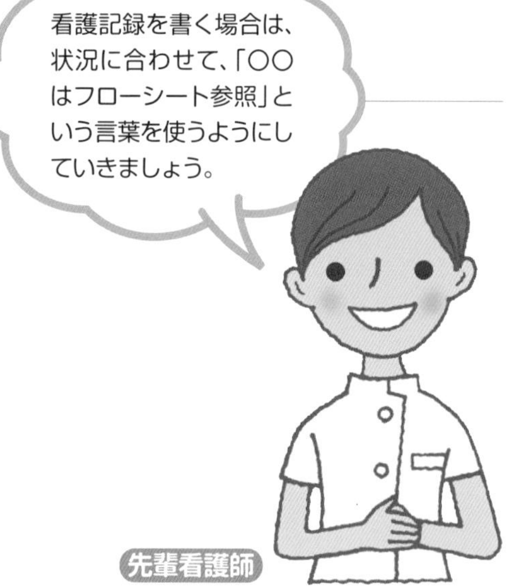

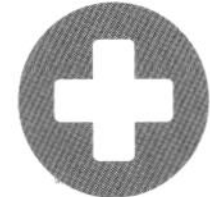

無言の患者のSは空欄でよい？

患者の状態によっては、しゃべることができない方もいます。

その場合、SOAPのS（主観的データ）にあなたなら何を書きますか？

例として、次のような状況を考えてみましょう。

日時	#	SOAP	記事
6月21日 11:00	#.○○	S	
		O	声をかけると開眼する。名前を呼ぶが返事はない。 看護師を追視する様子が見られる。イエスなら目をつむってほしいと話すと、目をつむる。
		A	発語がなく会話でのコミュニケーションは困難である。追視が見られることから、視覚は機能していると考えられる。瞬きによるコミュニケーションが有効である。
		P	瞬きによるコミュニケーションが可能であるため、文字盤やジェスチャー、クローズドクエスチョンを用いたコミュニケーションを図っていく。

さて、上記のように発語がない患者の場合、Sはどうすればよいのでしょうか。

おそらく、空欄にする方が多いのではないでしょうか。

確かに、発語がないので空欄というのは間違ってはいません。

しかし、看護記録において、空欄というのはよくはないです。

というのも、空欄部分はあとから追記したり、改ざんされたりする可能性があります。

特に、紙カルテであればそれが容易であり、誰が書き加えたのかという証拠も残らないため、空欄のまま放置するというのは非常に危険です。

痛いところがあれば
目をつむってください。
・・・・。
キョロッ
キョロッ

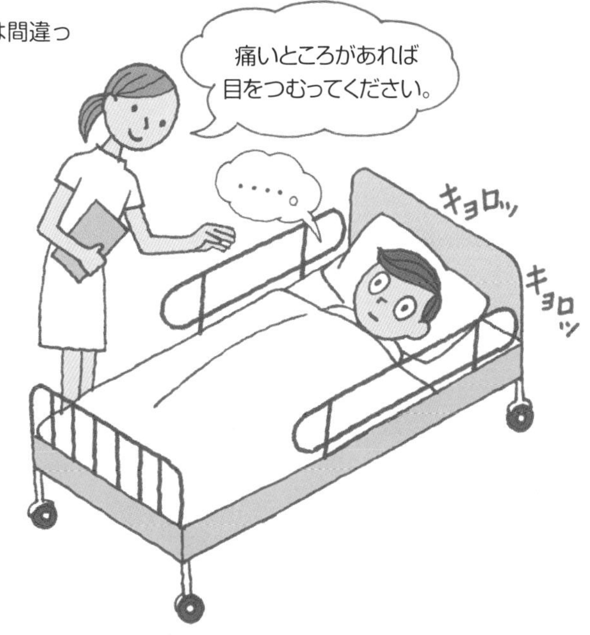

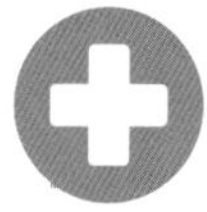

無言であることを示す表現

そこで、何か無言であることを示す表現を書くのが望ましいです。

無言であることを示す表現に、特に定められたものはありません。

ここでは、以下に3つ例を示します。それぞれの病院に合った表現方法を使用していただければよいと思います。

方法❶ 中点「・」を使う

S	・・・。

漫画的な表現になりますが、最もなじみがあり、無言を表しているとわかる表現方法です。何も書かないよりは、「・」(中点)を使って記入したほうがよいでしょう。

方法❷ (無言)とする

S	(無言)

文字で表すと上記のような表現方法になります。この際に注意してほしいのですが、( )を使わずに書くと、「無言」と声を発したような表現になってしまうので、必ず( )を使うようにしましょう。

方法❸ Sの欄を書かない

上記に挙げた方法❶、方法❷のどちらも記録表現として、院内の規定で認められていない場合、むしろSの欄を最初から書かないという方法もあります。

最初からSの欄がなければ、あとから追記したり改ざんされたりする可能性もなくなりますので、最も安全な方法といえるでしょう。

以上の3つはあくまで参考例です。まずは、それぞれの病院の規定を優先して書いていきましょう。

看護記録を効率よく書くコツ

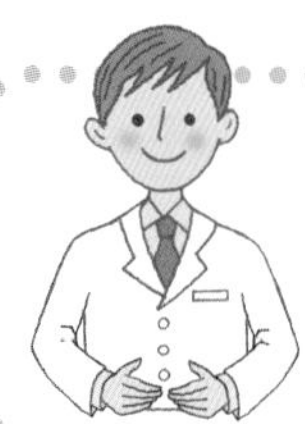

看護記録は、患者の観察や処置、ケアを実施した際に同時に記載することが望ましいのですが、通常、業務をこなす中ではなかなか難しいのが現実です。ここでは、電子カルテを用いた場合の記録のコツを示します。

看護記録は時間がかかる？

看護師は、患者の日常生活の世話、検査のための送迎、点滴や内服薬の準備・確認・実施、医師からの指示受け・実施、ICやムンテラへの同席、患者や家族への説明・指導など、幅広い業務をこなしつつ、ときに緊急入院患者の受け入れや、退院・転院の準備などにも臨機応変に対応することが必要になります。

複数の業務をこなすためには、同時進行をしたり、優先順位を付けて順番に仕事を進めたりする能力も要求されます。時間に追われて、患者とじっくりと関わることができないもどかしさを感じることも多いのではないでしょうか。

そういった看護師の業務の中でも最も多くの時間をとられる業務の1つに、看護記録が挙げられます。本来であれば、看護記録は、患者の観察や処置やケアを実施した際に同時に記載することが望ましいのですが、通常、業務をこなす中ではなかなか難しいのが現実です。

結局のところ、看護記録が後回しになりがちです。業務の終了間際の時間にやっととりかかることができ、残業になることもしばしばです。

ここでは、「時間がかかるもの」というイメージの看護記録の手間を少しでも軽減してもらうため、看護記録を効率よく書くコツを紹介します。

ベテラン看護師

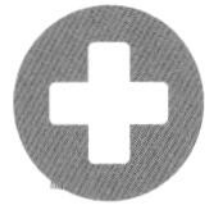

すき間時間を使って記録を書く

看護記録を効率よく書くためのポイントは、いかにうまくすき間時間を使って記録を書くかということです。業務をすべてこなしたあとでまとめて記録を書こうとしても、患者の状態や言動、行った処置を思い出すのに時間がかかったり、何があったのか忘れてしまったりすることもあります。

そのため、業務の合間にできた5分や10分程度のすき間時間を使って、少しずつこまめに記録を書いていくことで、中身のある記録を効率よく書くことができます。

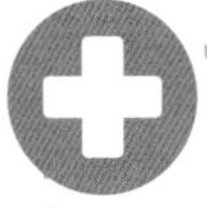

バイタルサインは測定と同時に入力する

看護業務の中で、必ず行うものの1つに**バイタルサインの測定**があります。バイタルサインは測定したあと紙にメモをして、あとからカルテに入力するという方も多いと思います。

しかし、いったん紙に残してからカルテに入力するという方法は非常に効率が悪く、また患者の状態がタイムリーにカルテに反映されないうえ、前日との比較もしにくくなり、おすすめできません。そこで、可能であれば、バイタルサインの測定の際は、電子カルテを一緒に持っていくことをおすすめします。

測定した値をその場で入力することで、あとから入力する手間も省けますし、直近のバイタルの比較もできます。バイタルサインは測定と同時にその場で入力することを意識しましょう。

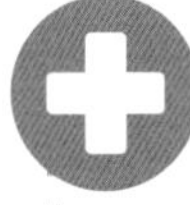

単語登録を活用しよう

看護記録を毎日書いていると、同じような表現や文章、文言を使うことがあると思います。その際、毎回同じような文章を入力し、カルテに記載しているのは非常に効率が悪いです。

電子カルテには、「利用者単語登録」というような、ある「読み」を変換すると、その読みに応じて登録した単語が現れる（入力可能になる）という機能が備わっています。例えば、「じょくそう」を変換すると「褥瘡」となるように設定できます。

この機能を使って、「単語だけではなく、定形文を登録する」と、記録作成の時間を短縮できます。例えば、「ろうか」を変換すると「廊下を杖を使って歩行している。前傾姿勢であるが、ふらつきはない。」といった長い文章となるように登録することもできるため、記録作成の時間を随分と短縮できます。ぜひ、単語登録の機能で定形文を登録してみましょう。

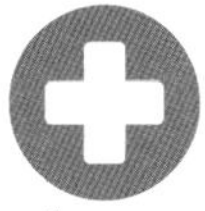

観察項目と記録内容をあらかじめ決めておく

患者の情報を収集する際に、現在の問題点はどんなところで、どこを観察すればよいかということをメモしながら情報収集を行うと、記録に何を書けばよいのかわかります。

これは、前述のすき間時間を大いに活用できる方法です。わずかな時間で必要な事柄のみをパパッと記入することができれば、効率よく作業を進められます。

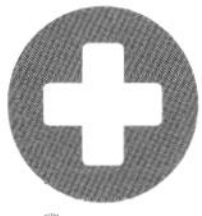

使いやすいようにカスタマイズする

電子カルテでは、自分が使いやすいように表示項目をカスタマイズできることがあります。よく使う項目をブックマークしておいたり、バイタルサインと検査データを一覧できるような設定にするなど、電子カルテの種類によってできることは異なりますが、自分で使いやすいようにカスタマイズすることが看護記録の作成時間短縮につながるでしょう。

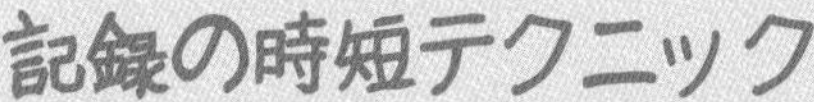

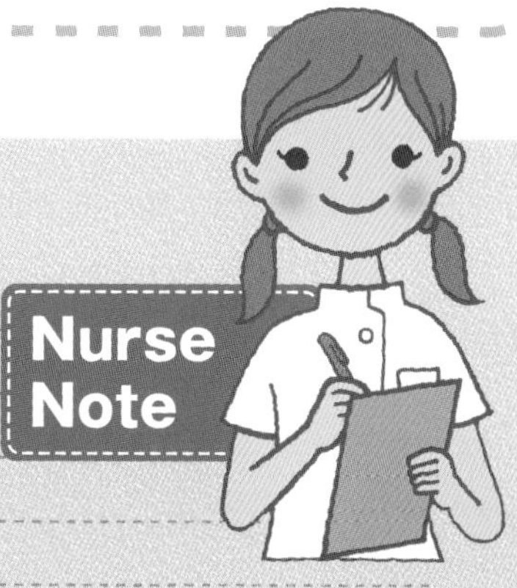

- すき間時間に、こまめに記録を書く。
- 電子カルテを持ってバイタルサイン測定に行く。
- 定型文を登録しておく。
- 電子カルテのカスタマイズ。

効率よく記録をして残業を減らしていきましょう。

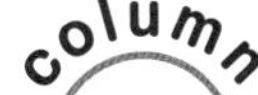

効率よくわかりやすい申し送りをするコツ

リーダーや次の勤務者に申し送りをするために、情報を整理して要点をまとめておく必要があります。しかし、わかっていてもなかなかできないのが現実。そこで、情報を整理するための方法の1つをお教えしましょう。それは、「頭から足先へ向かって順番に申し送る」ということです。つまり、睫毛反射➡呼吸音➡腸蠕動運動の有無➡尿の状態……というように上から下へ順番に伝えることで、相手もわかりやすくイメージができますよ。参考にしてみてください。

オープンクエスチョンと クローズドクエスチョン

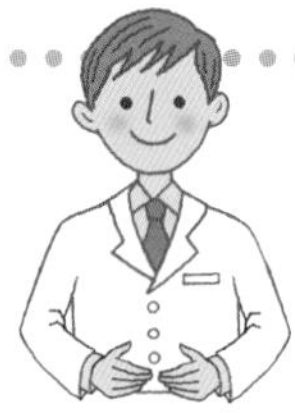

患者から情報収集する際、質問の仕方を工夫することで、必要な情報を的確に得ることができます。結果として、効率よく記録を書くことにつながっていきます。質問の仕方にはどんなものがあるのか学んでいきましょう。

オープンクエスチョンとクローズドクエスチョンのメリットとデメリット

●オープンクエスチョン

質問された人が、思ったことを自由に答えられる質問のことです。

例）「身体の具合はいかがですか？」、「表情が暗いですが、どうされましたか？」、「薬を飲みたくないのはなぜですか？」、「家ではどうやってご飯を食べていましたか？」…など

[メリット]

どんな答えでもよいため、多くの情報が収集できる。

[デメリット]

答えが自由なぶん、患者の中には答えにくいと感じる人もいる。情報が多くなってしまうため、何が問題なのか、収集した情報をどうアセスメントすべきなのか、がわからなくなることがある。

●クローズドクエスチョン

「はい」「いいえ」で回答できるような、答えを限定する質問のことです。

例）「身体の具合はいいですか？」、「お通じはありましたか？」、「苦しくないですか？」、「痛みはないですか？」…など

[メリット]

「はい」「いいえ」のように答えやすい。的を絞って情報を収集することができる。

[デメリット]

収集する情報を絞るため、問題となる事柄についての情報が不足することがある。アセスメントの際に、視点が偏ってしまうことがある。

以上の２つの質問方法を必要に応じて使い分けて情報収集をすることで、より効率よく記録を書くことができるでしょう。

看護過程の展開と看護記録

さて、ここまでおおまかに看護記録の書き方について学んできました。
患者さんへ提供される看護には、情報収集やアセスメント、計画、実施など様々なプロセスが含まれています。この一連のプロセスのことを「看護過程」といいます。
ここでは、看護実践の一連の流れである「看護過程」と看護記録とのつながりについて学んでいきましょう。

看護過程とは

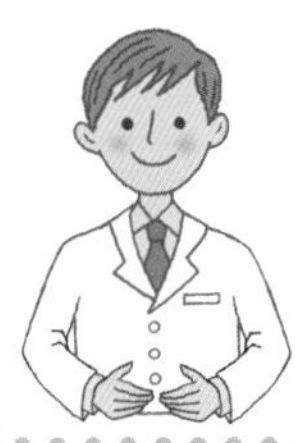

看護過程とは、看護実践の一連のプロセスを全部ひっくるめて付けられた名称です。看護実践の一連のプロセスというのは、具体的には6つのプロセスに分けられます。
まずは看護実践の6つのプロセスを把握し、看護過程とは何かをざっくり理解しましょう。

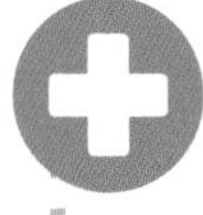

看護実践の6つのプロセス

看護過程を具体的に説明すると、次の6つのプロセス＊に分けられます。

①情報収集
②情報のアセスメント
③看護診断
④計画立案
⑤実施
⑥評価

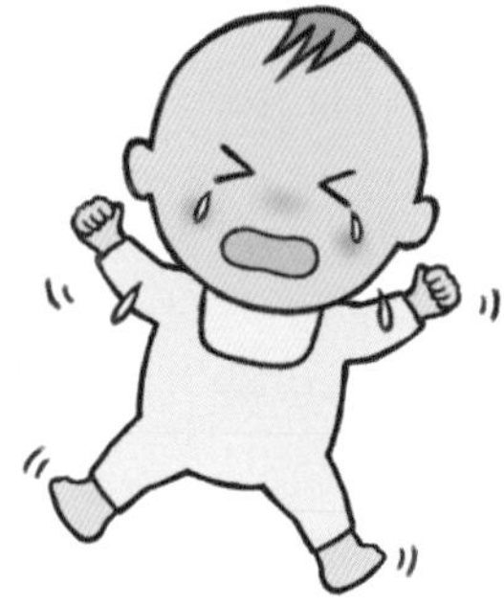

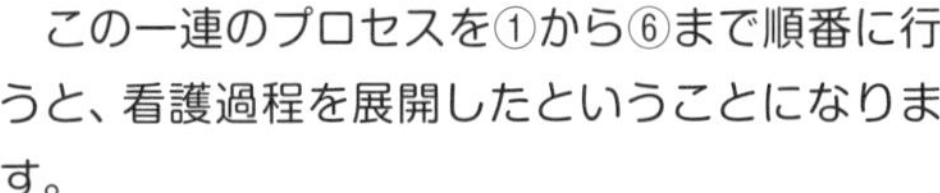

この一連のプロセスを①から⑥まで順番に行うと、看護過程を展開したということになります。

このことをイメージしやすいように、簡単で身近な例を用いて説明します。

右上のイラストを見てください。

あなたの目の前で赤ちゃんが泣きやまず、困ってしまいました。そのとき、あなたはどうにかして泣きやませたいと考えますが、どのように行動しますか？

まずは、赤ちゃんの全身を見てどこか怪我をしていないか、オムツは汚れていないか、お腹が空いていないかなど、いままでの知識や経験も踏まえていろいろな原因を考えることでしょう。その後、泣きやませるための行動をすると思います。赤ちゃんが泣きやめば問題は解決します。いろいろやってみたところ、今回はオムツを替えたら泣きやみました。

＊ **6つのプロセス**　①「情報収集」と②「情報のアセスメント」を「情報の解釈・判断」として5つのプロセスに、また③「看護診断」を「問題抽出」としている書籍もある。

この一連の出来事を看護実践の6つのプロセスに当てはめると、こうなります。

①赤ちゃんの全身を見て、怪我がないか、オムツが汚れていないか、お腹が空いていないか（前回、ミルクを飲んでからどれくらいの時間が経ったか把握する）などの情報収集をする。
②怪我はなく、ミルクは15分ほど前に飲んだばかり、オムツの中はうんちで汚れていることがわかりました。
③オムツが汚れていることが問題で、不快感があるために泣いていると考えました。
④オムツを交換する計画を立案しました。
⑤おしりを優しく拭き取り、オムツを交換しました。
⑥赤ちゃんは泣きやみ、眠り始めました。

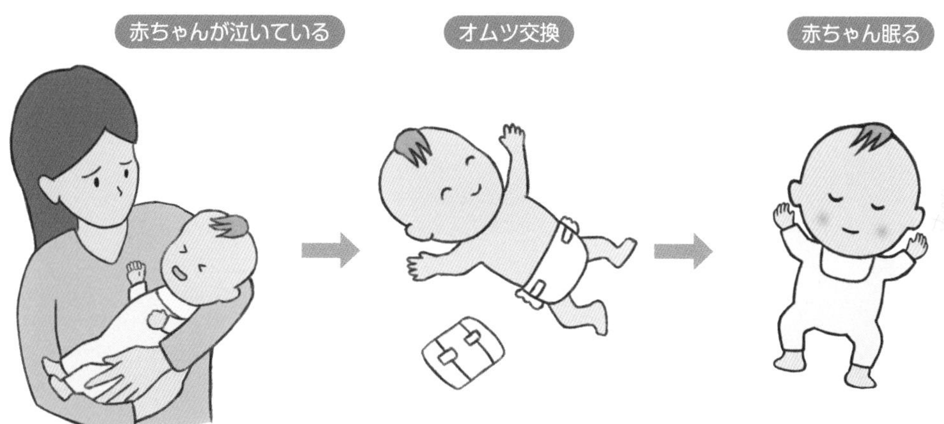

このように、身近で起こる問題解決までの一連の流れを看護に応用し、系統立てたものが、看護過程です。

普段、あなたもこうした問題解決までの流れというのは意識せずに行っているかもしれません。これを順番にプロセスごとに分けて文章化していくというのは、普段行っていないことなので、難しく感じることでしょう。そこで、身近な出来事でも、問題解決までの過程を6つのプロセスに分けて考えることを普段から意識すれば、看護過程の展開にも応用できるようになると思いますよ。

看護過程の特徴

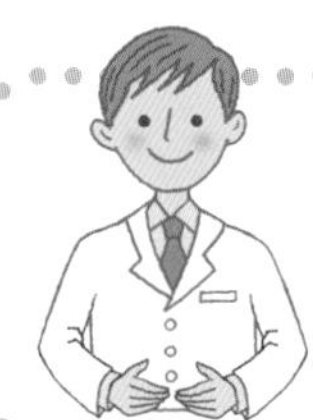

ここでは、看護過程の特徴と、実習記録の書き方や考え方について学びましょう。

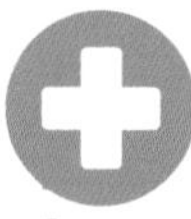

看護過程の展開の仕方

前述のとおり、看護過程とは問題解決までの一連の看護実践の流れのことで、

①情報収集
②情報のアセスメント
③看護診断
④計画立案
⑤実施
⑥評価

の6つのプロセスに分かれています。

このプロセスを経て実習記録を書くのですが、ちょっと難しい言葉でいうと、前述のPOS（問題志向型システム）という考え方に基づいた、PONR＊（問題志向型看護記録）という記録の書き方になります。

こう説明してもまだわかりにくいので、わかりやすく言い換えると、POSは患者の健康上の問題を中心にして医療を行うという考え方です。またPONRは、その考え方に基づいた一連の看護実践を記録することです。

従来は、疾患（Disease）や医師（Doctor）を中心としたDOS＊と呼ばれる医療が行われていましたが、近年では患者の視点に立って患者の問題（Problem）を解決しようとするPOSが広く認識されつつあります。

問題志向型システムでは、患者の情報を集めてそれを客観的に評価する必要があり、それらのデータを明確かつ第三者が見ても理解できるように記録していきます。

＊PONR　Problem Oriented Nursing Recordの略。
＊DOS　Disease Oriented SystemもしくはDoctor Oriented Systemの略。

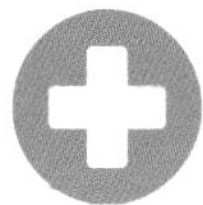

看護過程では時間の長短は関係ない

看護過程は、6つのプロセスという原則は変わりないのですが、時間に関しては短時間の出来事でも長時間の出来事でもどちらでも構わないのです。

例えば、82～83ページの事例だと、赤ちゃんが泣いている場面ですぐに対処して泣きやんだというのは、ほんの数分の間に起こった出来事です。

しかし、実際の臨床現場では、看護過程の「情報収集」から始まり、「情報のアセスメント」「看護診断」「計画立案」「実施」を経て最後の「評価」までは、かなり長い時間をかけて行うことになるでしょう。

このように看護過程は、時間の長短とは関係なく、同じ6つのプロセスを経て展開されるという特徴があることを覚えておきましょう。

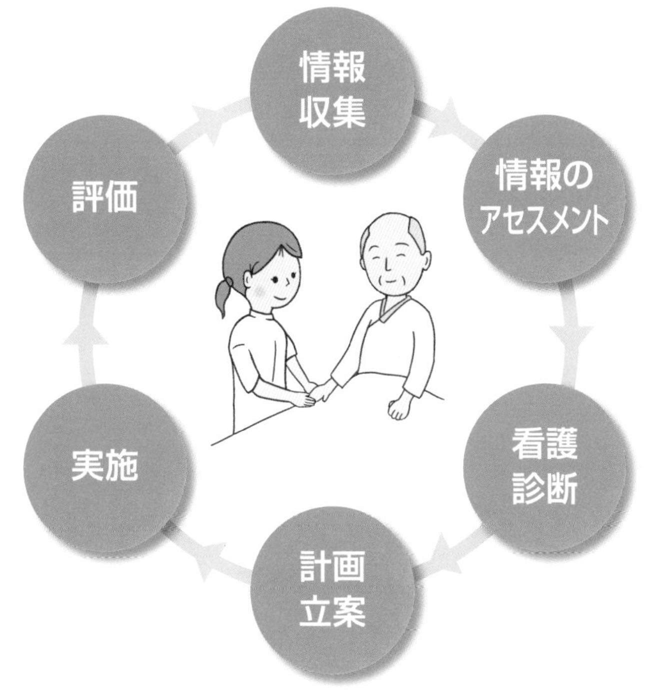

情報収集

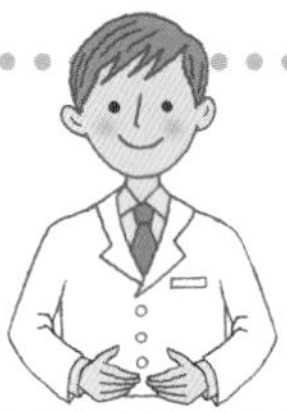

看護過程の第1段階として、まずは情報収集を行います。情報収集には、記録（診療録や看護記録）から収集する方法と、患者さんから直接収集する方法があります。

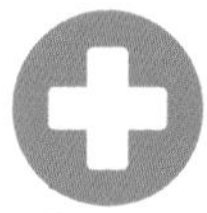

情報収集における「情報」とは

そもそも、看護師が収集する情報とはどんな情報のことでしょうか？　看護師が欲しい情報というのは、看護につながる情報のことです。それは単に患者さんの疾病や治療内容だけではなく、内服薬の種類、副作用の有無、血液データ、趣味、嗜好（しこう）、家族構成など非常に多岐にわたります。あらゆる情報をリンクさせて、一人の患者さんを幅広い視点から捉え、個々に合った看護を提供していくことが必要になります。そのための情報を収集するのです。

看護理論に基づいた情報収集を行う

やみくもに情報収集をすると、情報の整理が大変になります。そこで活用するべきなのが、「看護理論」です。情報収集で使われる看護理論は、平たくいえば情報整理シートのようなものです。情報をグループごとに分類して書くというものです。

多くの学校で使われている看護理論として、ゴードンの「11の機能的健康パターン」やヘンダーソンの「看護ケアの14の構成要素」、オレムの「セルフケア不足理論」などがあります。これらを使って、領域ごとに情報を収集し分類していくことで、患者さんがどこに問題を抱えているのかが客観的にわかり、看護診断や計画立案へ進むことができるのです。ゴードンおよびヘンダーソンの理論については、本文89ページから詳しく説明します。

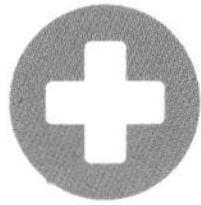

記録から情報収集する

記録から情報収集する方法は、カルテに記載してある内容から情報を得るということです。カルテの様式は所属施設によって様々だと思いますが、

①どのような経過をたどって入院することになったのか
②現病歴・既往歴
③治療内容と副作用の有無
④アレルギー
⑤家族構成
⑥介護保険の有無

……など多くのことが記載してあるので、できるだけ漏れなく情報収集ができるように心がけましょう。

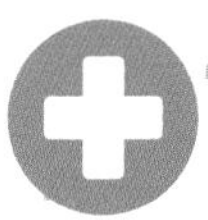

患者さんから直接情報収集する

もう1つは、患者さんから直接的に情報収集する方法です。患者さんと直接話をしたり、身体を見たり触ったりすることで、現在の身体の状態を把握することができます。また、それだけではなく、話し方や声のトーンでその人の性格がわかりますし、ベッドサイドの環境を見れば清潔度合いやセルフケア能力、認知判断力、趣味、家族関係なども把握できます。こうした中で、現在、この患者さんにとって何が問題となっているのかを考えていきましょう。

最近は、入院期間の短縮が図られているため、限られた時間内に必要な情報を収集できるような工夫が大切です。

①入院前の身体の状態
②本人の希望
③精神的な苦痛や不安の訴え

などについて情報を得て、退院時に期待される状態（成果）をイメージします。そして、その達成のために現在、何が問題となっているのか、またこれから何が問題になり得るのかを考え、必要な情報を優先的に収集するようにしましょう。

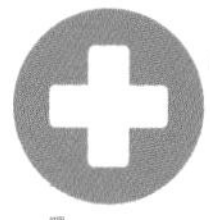

情報をS情報とO情報に分ける

通常、患者さんから得られた情報はS情報とO情報に分けて書きます。S情報のSはSubjectiveのことで、主観的情報と呼びます。O情報のOはObjectiveのことで、客観的情報と呼びます。つまり、患者さんが話すことはS情報、外から見てわかることやカルテから得られた情報はO情報になります。

例えば、患者さんが苦悶の表情で「吐き気がします」と話したら、

S)吐き気がします

と書きます。O情報なら

O)嘔気あり苦悶表情が見られる

と書きます。なお、SとOのかっこは片かっこ「S)」でも両かっこ「(S)」でもどちらでもいいです。

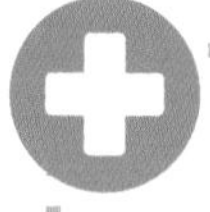

S情報は簡潔に書き直してもよい

S情報は患者さんが話すこと、といいましたが、おしゃべりな患者さんだと、話が長くなってしまうことがあります。そんなときは、話してくれたことをすべて書くのではなく、大事なところだけをかいつまんで記載しても大丈夫です。

例えば、以下のような感じです。

(修正前)
S)最近、便がなかなか出なくてお腹が張ってきた感じがするの。入院する前は毎朝、散歩もしていたし、ご飯もたくさん食べていたのよね。でも、ここに来てから全然動かないでしょ？　それにご飯も少ないわ。これじゃお腹が減っちゃうわ。でも、かえって痩せるからいいかもしれないね。あはは。
(修正後)
S)便が出なくてお腹が張ってきました。入院前は、散歩もしていたし、ご飯もたくさん食べていました。

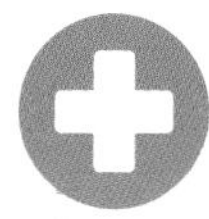

情報収集でよく使う看護理論

情報収集でよく使う看護理論のうち、ゴードンの「11の機能的健康パターン」およびヘンダーソンの「看護ケアの14の構成要素」の骨子は下記のとおりです。

本書には、主にゴードンの「11の機能的健康パターン」を用いた記録の例を掲載しています。

●ゴードンの「11の機能的健康パターン」

パターン	主なアセスメント項目	S、Oの記入例
1.健康知覚－健康管理	健康状態、受診行動、疾患や治療への理解、服薬状況、飲酒・喫煙の有無、主訴、既往歴	S)毎朝、ラジオ体操をやっています S)タバコはなかなかやめられないよ O)喫煙歴：1日12本を30年間
2.栄養－代謝	入院前/後の食事内容、摂取量、水分出納、身長、体重、BMI、皮膚の状態、褥瘡の有無、血液データ(Alb、TP、RBC、Hbなど)	S)吐き気が強くて、食欲がないです O)ゴミ箱にお菓子の袋が捨ててある O)昼食は全量摂取できていた
3.排泄	排泄回数・量・性状、腎機能データ、下剤使用の有無、膀胱留置カテーテルの有無、腸蠕動音	S)おしっこが我慢できないんです O)尿量1500ml/日 O)6月9日から排便がない
4.活動－運動	ADLの状況、運動機能、呼吸機能、安静度、移動/移乗方法、筋力、脈拍・呼吸・血圧など循環器系および呼吸器系の所見	S)力が出なくて起き上がれません O)終日、ベッド臥床している O)入院前は毎朝ラジオ体操をすることが習慣だった
5.睡眠－休息	睡眠時間、熟眠感、睡眠導入剤使用の有無、日中/休日の過ごし方	S)夜は眠れません。昼間に寝ちゃうからかな O)寝付いたのが2時頃。日中よく眠っている
6.認知－知覚	意識レベル、聴力・視力・味覚、言語障害、記憶障害、認知機能、疼痛状況、不安の有無、表情	S)手術したところが痛いです。痛み止めください S)ご飯がまずいです。抗がん剤の副作用かな？ O)昼食はほとんど摂取していない
7.自己知覚－自己概念	性格、自己イメージ、今後の疾患の見通し	S)私は頑固おやじだと思います S)病気になってから、いろんなことが嫌になってしまいました
8.役割－関係	職業、社会役割、家族の面会状況、経済状況、キーパーソン、家族構成	O)小学生の兄弟がいる O)キーパーソンは夫
9.性－生殖	性的アイデンティティ、更年期症状の有無、女性であれば最終月経、閉経の有無、妊娠や分娩回数など	O)72歳女性。更年期症状はない O)経産婦で2歳の男児がいる

10.コーピングーストレス耐性	入院環境・仕事や生活でのストレス状況、ストレス発散方法、病気や治療への対処や認識	S)気分転換の方法はドライブです S)隣の人のテレビがうるさくてイライラします
11.価値ー信念	信仰宗教、意思決定を決める価値観、信念	S)病気になったのは、いままで悪いことしてきたせいですかね O)エホバの証人を信仰している

●ヘンダーソンの「看護ケアの14の構成要素」

基本的欲求	主なアセスメント項目	S、Oの記入例
1.正常に呼吸する	呼吸数、肺雑音、呼吸機能、経皮的酸素飽和度、胸部レントゲン、呼吸苦、息切れ、咳・痰、喫煙歴、酸素、吸引、室温、湿度	S)動くと苦しいです O)呼吸数15回/分、SpO_2 96%（室内気）、肺雑音(-) O)2年前に肺気腫と診断され、現在はHOT(在宅酸素療法)を使用している
2.適切に飲食する	自宅/療養環境での食事(水分含む)摂取量・摂取方法、嗜好品、身長、体重、BMI、必要栄養量、食欲、嚥下機能、口腔内の状態、血液データ(TP、Alb、Hb、TGなど)	S)脂っこいものが好きです O)HbA1c 10.2、BMI 27.5 O)仕事の付き合いで、外食やお酒を飲むことが多い
3.あらゆる排泄経路から排泄する	排泄回数、性状、量、尿意・便意、in-outバランス、腹部膨満、腸蠕動音、血液データ(BUN、Cr、GFRなど)	S)トイレが近くなるから水分は控えています O)1日の水分摂取量約600ml。排尿回数3～4回/日、濃縮尿(+)
4.身体の位置を動かし、よい姿勢を保持する	ADL、麻痺・骨折の有無、褥瘡の有無、姿勢や体位、安静度、MMT、リハビリテーションの内容	O)車椅子乗車時、おしりにクッションを敷いている。ときどき、座り直しをする様子が見られる
5.睡眠と休息をとる	自宅/療養環境での睡眠時間・パターン、疼痛・瘙痒感の有無、入眠剤の有無、疲労の状態、環境の変化、騒音の有無、ストレス状況	S)睡眠薬を飲むとよく眠れます O)21時に睡眠導入剤内服し就寝、5:00頃に目が覚めるとのこと
6.適切な衣類を選び、着脱する	身だしなみ、嗜好、季節や障害に合わせた服装、衣服着脱の自立度	S)指先がうまく使えなくて、手伝ってもらえる？ O)指先に痺れがあり、うまくボタンがかけられないため更衣を介助した
7.体温を生理的範囲内に維持する	体温、呼吸数、脈拍数、発汗、食欲、水分出納、脱水の有無、体温に影響を及ぼす要因	S)身体が熱い感じがします O)BT38.6℃。体熱感あり、やや発汗している。倦怠感が見られる
8.身体を清潔に保ち、身だしなみを整え、皮膚を保護する	自宅/療養環境での入浴回数・方法、口腔ケア、爪・鼻腔・耳・陰部の状態、清潔行動の自立度、皮膚の状態、易感染性	O)自宅では週3回訪問ヘルパーの介助にて入浴していた。妻は腰が悪く入浴の介助は困難 O)口腔内の乾燥が強く、痰がこびり付いている。セルフケア困難なため全介助で口腔ケア実施

9.環境の様々な危険因子を避け、また他人を傷害しないようにする	自宅/療養環境での危険箇所(段差、ルート類)の理解、認知機能、術後せん妄の有無、皮膚損傷の有無、転倒・転落の危険性	S)家に帰らなきゃいかん O)深夜2時頃、荷物をまとめて廊下まで出てきていた。点滴ルートは抜けており、刺入部から出血していた。まだ帰れないことを説明しても納得されない様子であった
10.自分の感情、欲求、恐怖、気分を表現して他者とコミュニケーションを持つ	表情、言動、性格、家族/医療者との関係性、言語障害の有無、脈拍数の高まり・促迫した呼吸の有無、面会者の来訪の有無	O)気管切開をしており、発声困難。文字盤を使ってコミュニケーションを図るが、うまく伝えられずにイライラしている
11.自分の信仰や善悪の価値観に従って行動する	信仰の有無、価値観・信念、信仰による食事・治療法の制限	S)自分で納得したうえで抗がん剤治療を受けようと思います O)エホバの証人を信仰しており、輸血はできない
12.達成感をもたらすような仕事をする	職業、社会的役割、入院・疾患が仕事/役割に与える影響、経済的状況	S)仕事は忙しいです。でもやりがいはありますね O)営業職で残業も多い。入院のため、仕事を休んでいる。家計への負担が心配な様子
13.遊びやレクリエーションに参加する	趣味、休日の過ごし方、余暇活動、入院・療養中の気分転換の方法	S)趣味は散歩です。犬を飼っているので、毎朝一緒に近くの公園を散歩しています
14.学習し、発見し、好奇心を満足させる	発達段階、学習意欲、認知機能、看護計画への参加度	S)先生の話聞いたけど全然わからなかった O)主治医から今後の治療方法について本人・家族に説明があり、終了後上記発言が聞かれた。同席した息子は理解したとのこと

情報のアセスメント

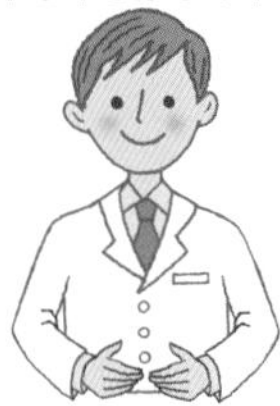

看護過程の第2段階は、情報のアセスメントです。情報のアセスメントは、「情報の解釈・判断」と呼ぶこともありますが、アセスメントのほうが一般的なため、ここではこちらを使用します。患者自身やカルテから収集した情報を解釈していきます。

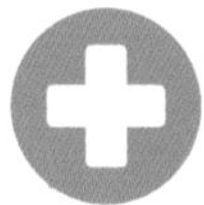

「情報収集」と「アセスメント」の違い

「情報収集」は事実の収集であり、「アセスメント」は記入者が考えたことになります。アセスメントの視点は次のようになります。

【情報のアセスメントの視点】
① 解釈・分析をする時点において、正常な状態（通常の状態）か異常な状態（逸脱した状態）か
② ①の原因・誘因は何か
③ この状態が続いた場合、今後どのようなことが予測されるか

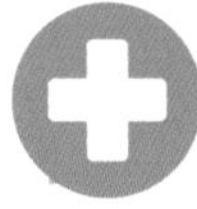

収集した情報をもとにアセスメントをする

学生の書いたものはもちろん、臨床の場でも看護記録の書き方が間違っていることが多々あります。特にアセスメントでは、書き方の間違いが多く見られます。多く見られる間違いの1つが、「収集した情報の記載がないのに、アセスメントで突然出てくる情報がある」ということです。

本来は、情報収集をしてその情報の解釈・判断をする、という流れになっているはずです。しかし、情報を収集したあと、その情報はおそらく頭の中にあり、突然、アセスメントの記録が出てくるので、記録を読む側としては、「あれ、こんな情報あったっけ？」と混乱する場面があります。

看護記録の作成には一貫性と論理的な思考が大事といわれますが、それが欠ける原因の1つが「収集した情報の記載漏れ」です。記録を書き終わったら読み返してみて、アセスメントに出てくる情報が収集した情報として記載されていなければ、忘れずに追加しておきましょう（次ページに間違った記録の具体例を示します）。

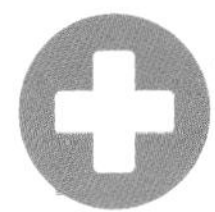

臨床の現場でよくある記録の例

さて、ここでは実際に情報収集とアセスメントの書き方を見てみましょう。下表は臨床の現場でよくある記録をゴードンの機能的健康パターンを用いて示しました。

パターン	情報	アセスメント
健康知覚－健康管理	58歳、男性 • 急性心筋梗塞で救急搬送 • 高血圧の既往あり • 身長175cm、体重80kg • BMI 26.1 • 妻(55歳)と二人暮らし	• 身長175cmに対し、体重が80kg、BMI 26.1であり、肥満の状態にあると考える。
	S) • 数か月前から30分くらい歩くと息切れがあったが、歳のせいだと思い放置していました。 • お酒は日本酒3合/日 • 喫煙は1日10本、40年くらい吸っています。 • 会社の検診で高血圧と診断されたとき、禁煙を試みましたが、1～2週間でダメでした。 • いつも朝食は和食で、必ず梅干しを食べています。夜帰ってくると21時頃で、イカの塩辛や揚げ物をつまみに晩酌をするのが大好きです。 • 妻は、塩分が多いことは気になっていたが、夫の好物をついそろえてしまうと発言している。	• 歩行によって心臓に負担がかかり、息切れが出現していたと考える。 • 飲酒量も多く、喫煙歴も長い。高血圧で禁煙を試みているが、持続せず嗜好品の制限が上手にできていない。 • 朝食で梅干しを食べることや、イカの塩辛が好きなことから塩分や脂質過多の食事になっている可能性がある。 • 妻は、夫の好物に塩分が高い食べ物が多いということは自覚しているが、夫のことを思って好物をそろえてしまうと話している。しかし、食生活を改善するためには妻の協力が必要である。
	O) • 入院時の血圧は123/68mmHg • 高血圧のため、ディオバン内服中	• 血圧は123/68mmHgであり正常範囲といえる。ディオバン内服により血圧のコントロールが図れていると考える。 • 心筋梗塞再発予防のために、食事指導や普段気を付けることの説明が必要である。

この記録でアセスメントの欄に書かれている内容について、赤字の箇所は「情報をまとめたもの」、緑字の箇所は「プラン」になっています。こうした書き方は、臨床の現場でもよく見られるもので、間違ったアセスメントの例です。

前述した「情報のアセスメントの視点」に注意して正しく書き直すと、次のようになります。

▼正しいアセスメントの例

間違ったアセスメント	正しいアセスメントの例
• 身長175cmに対し、体重が80kg、BMI 26.1であり、肥満の状態にあると考える。 • 歩行によって心臓に負担がかかり、息切れが出現していたと考える。 • 飲酒量も多く、喫煙歴も長い。高血圧で禁煙を試みているが、持続せず嗜好品の制限が上手にできていない。 • 朝食で梅干しを食べることや、イカの塩辛が好きなことから塩分や脂質過多の食事になっている可能性がある。 • 妻は、夫の好物に塩分が高い食べ物が多いということは自覚しているが、夫のことを思って好物をそろえてしまうと話している。しかし、食生活を改善するためには妻の協力が必要である。 • 血圧は123/68mmHgであり正常範囲といえる。ディオバン内服により血圧のコントロールが図れていると考える。 • 心筋梗塞再発予防のために、食事指導や普段気を付けることの説明が必要である。	①肥満の状態であり、嗜好品の制限が上手にできていない。塩分や脂質の多い食事がメインになっており、妻も普段食事を作る際に夫の好物を提供しがちである。血圧は正常範囲であるが、内服薬に依存していると考える。 ②疾患の成り立ちや成り行き、治療の必要性について十分理解できていないことや嗜好品の価値観に影響を受け、妻のサポートも十分に得られていないことが要因として考えられる。 ③食事や嗜好品の管理方法を身に付けないと、退院後も管理がうまくいかず、病状進行のリスクがある。

【情報のアセスメントの視点】

① 解釈・分析をする時点において、正常な状態（通常の状態）か異常な状態（逸脱した状態）か

② ①の原因・誘因は何か

③ この状態が続いた場合、今後どのようなことが予測されるか

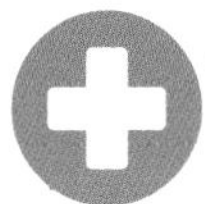

「○○○○が必要」と書きたくなったら

情報のアセスメントの際、よく「○○○○が必要」と書かれていることがあります。「え？　ダメなの？」と思った人は注意してください。これは情報のアセスメントをしていることにはなりませんよ。数多く出版されている看護の参考書でも、このような書き方が多く見られるので、間違って覚えてしまっている人も多いと思います。本文93ページの例にも、間違った記録の例として、あえて「○○○○が必要である」と書いてみました。

さて、これをどのようにすれば正しいアセスメントになるのか説明します。もし「○○○○が必要」と書きたくなったら、次のⒶ～Ⓒのように考えてみましょう。

Ⓐ「どうして必要なんだろう？」と自分に問いかけてみます。

「食生活を改善するためには妻の協力が必要」➡「食事は普段妻が作っているため」

「食事指導や普段気を付けることの説明が必要」➡「疾患の成り立ちや成り行き、治療の必要性について十分理解できていないため」

このように考えがまとまったら、青字の部分をアセスメントに入れます。

Ⓑ「なぜこうしたことが起きているのだろう？」と自分に問いかけます。

「なぜ食事は普段妻が作っているのだろう？」➡「昼間は仕事で、夜も帰ってくるのが遅いため妻が作っている」

「なぜ疾患の成り立ちや成り行き、治療の必要性が十分理解できていないのだろう？」

➡「血圧は内服でコントロールできており、病気の心配をせず食事にも気を付けていなかったため」

Ⓒ「この状態が続くとどうなるだろう？」と問いかけます。

「昼間は仕事で、夜も帰ってくるのが遅いため妻が作っている」

「血圧は内服でコントロールできており、病気の心配をせず食事や嗜好品にも気を付けていなかった」

➡「食事や嗜好品の管理方法を身に付けないと、退院後も管理方法がうまくいかず、病状進行のリスクがある」

このような考え方で進めていくと、前ページ下端に再掲した「情報のアセスメントの視点」①～③を、前ページの表中の①～③に対応させると、①「解釈・分析をする時点において、正常な状態か異常な状態か」は「顕在的な問題」につながり、②「①の原因・誘因は何か」は「関連因子」に、③「今後どのようなことが予測されるか」は「潜在的な問題」につながります。

つまり、アセスメントを適切に行うことができれば、問題点はおのずと出てくることになります。

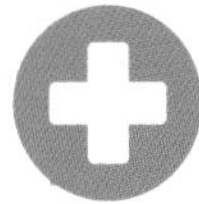

「○○○○が必要」は、こう書き換える

「○○○○が必要」の書き換え例を以下にまとめましたので、参考にしてみてください。

○○○○が必要	書き換え例
継続した観察が必要である	・継続した観察により、○○が予防できる ・頻回の観察が、○○の早期発見と重症化を防ぐことにつながる
注意する必要がある	・注意して○○することで、□□のリスクが軽減できると考える ・(注意しなければならないのは)○○の影響が大きい
注意して○○する必要がある	・○○しなければ、□□する可能性がある
説明する必要がある	・○○について説明し、理解を促すことで□□につながると考える ・○○に関して丁寧な声かけを心がけることで、□□できると考える
指導が必要である	・○○に関する知識が不足している(認知機能が低下している)と考えられるため、□□のリスクが高い

アセスメントにはよく
「○○が必要」と書いて
しまいがちです。これは
SOAPのPになるので
注意しましょう。
ベテラン看護師

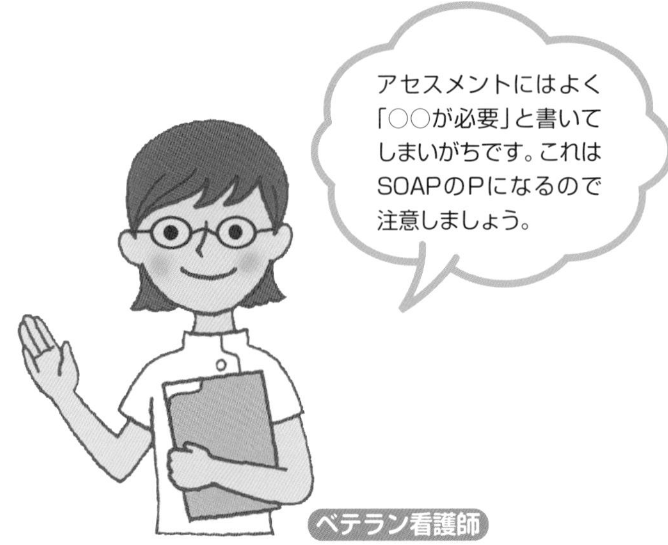

看護診断

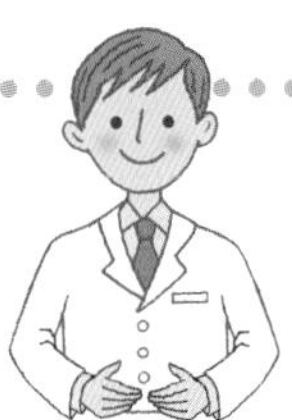

看護過程の第3段階は、看護診断です。看護診断は問題抽出とも呼ばれます。収集した情報の解釈・判断を経て出てきた問題に名前を付ける段階です。

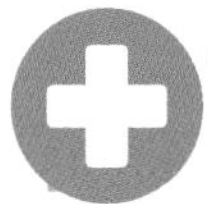

看護診断とは

看護診断というと難しく聞こえますが、看護診断は、「アセスメントした結果、明らかになった問題に名前を付ける」ことです。医者が患者の身体症状や検査データなどをもとに診断した結果、病名を付けるのと同様に、看護師も患者の状態を診て、看護上の問題を判断した結果、診断名を付けます。

医者が診断する「病名」も、看護師が診断する「看護診断名」も、標準的な名称は決まっています。例えば、病名は「脳梗塞」や「心筋梗塞」、看護診断名は「睡眠パターン混乱」や「慢性疼痛」といった具合です。名称が決まったら、その問題に対して治療やケアを行っていくという流れになります。

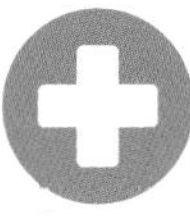

看護診断とNANDA-I

看護診断における診断名は、一般的にNANDA-I（北米看護診断協会インターナショナル）という組織が作成した『NANDA-I看護診断』という書籍に載っている診断名に基づいて付けられます。ちなみに、『カルペニート看護診断マニュアル』や『ゴードン看護診断マニュアル』という書籍もありますが、これらは『NANDA-I看護診断』の解説書です。看護診断を正しく理解し、適切に看護実践へ応用できるようにする目的で書かれました。

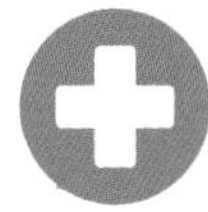

看護診断名の付け方

下図に看護診断の記載形式の例を示しました。タイトルの部分に看護診断名が入ります。転倒に関係するもの、活動するための体力に関係するもの、睡眠に関係するものなど、米国で作成された診断名がベースになっているものが多く、日本語ではやや不自然な名称が多く見られます。

看護診断は、①タイトル、②定義付け、③指標、④関連するもので構成されています（④には「リスクがある状態」も含まれます）。

この中でも①タイトル、②定義付け、③指標はほとんど同じことを表しています。

例えば、辞書で「飛行機」と調べると、

①ひこう・き【飛行機】、②航空機の一種、③動力でプロペラを回転、または燃焼ガスの噴射で前方に推進、その間に生ずる揚力を利用して飛行するもの。

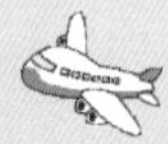

などと書かれています。ここで①を「タイトル」、②を「定義付け」、③を「指標」と考えるとわかりやすいと思います。

つまり、「タイトル」は問題の名称、「定義付け」はこれをより詳しく端的に説明したもの、「指標」は患者さんから観察できる症状や状態を表します。

④の「関連するもの」は、看護診断名で表される問題の原因となるものです。

学校や職場によっては、看護診断名を文章で表す場合もあります。その場合は、「③（指標）によって示される④（関連するもの）に関連した①（タイトル）」という表現になります。例えば、「不眠」という診断タイトルがあったとすると、「眠れない状態によって示される、同室者のいびきに関連した不眠」というような診断名になります。

それぞれの学校や職場に合わせた書き方をしましょう。

▼看護診断の記載形式の例

▼タイトル

○○○○

▼定義付け

タイトルを端的かつわかりやすく説明したもの

▼関連するもの

◆看護診断名で表される問題の原因
◆……
◆……
◆……

▼指標

◆患者さんから観察できる症状や状態
◆……
◆……
◆……

関連図

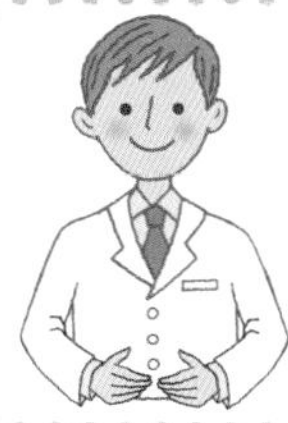

関連図は、患者さんの情報を整理してつながりを把握するために描く図のことです。看護過程の中で必ず描かなければならないわけではありませんが、患者さんを取り巻く状況を一目で把握するためには、非常に効果的な方法です。

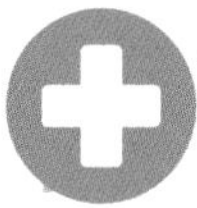

関連図の役割

学生や新人ナースにありがちなのが、患者さんから得た情報をゴードンの「11の機能的健康パターン」をもとに分類したとしても、情報と情報のつながりがわからず、アセスメントできない！となってしまうことです。

患者さんの状態を頭の中でうまく整理できないと、何が問題になっているのかわからなかったり、問題の優先順位が付けられなかったり、逆に問題が多すぎたり、ということもあります。そんなとき、図を描いて矢印でつながりを視覚化してみると、頭の中をスッキリさせることができます。それが関連図の役割です。

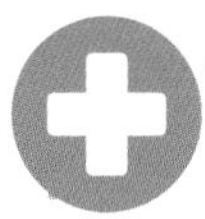

関連図の種類

関連図には大きく分けて2種類があります。それは、「病態関連図」と「全体関連図」です。

●病態関連図

病態関連図は、主に「病気に関する情報」を図にまとめたものです。例えば、名前、年齢、疾患、既往歴、症状、治療内容、使用薬剤、副作用、検査データなど、それらによる生活への障害、その障害に関する看護問題などを図にします。

●全体関連図

全体関連図は、病態関連図に、患者の家族背景や生活習慣、入院による変化などを加えたものです。つまり、全体関連図は「病気だけでなく、患者さんのすべての情報を図にしたもの」と考えてください。

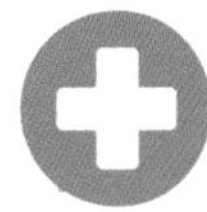

病態関連図の描き方

病態関連「図」ということは、図形が使われているということです。丸とか四角とか矢印とかですね。まずは、関連図で使われる図形と意味についてお教えします。人によって星形であったり、ギザギザマークであったり、ユニークなものを使ったりしますが、きちんとそれぞれの意味が書いてあれば、どんなものを使ってもいいと思います。しかしながら、ここでは便宜上、一般的なものを例に出します。

●凡例

図形の意味を示したものを凡例（はんれい）といいます。
具体的には、次の画像を見てください。関連図では主にこういった図形と矢印を使います。

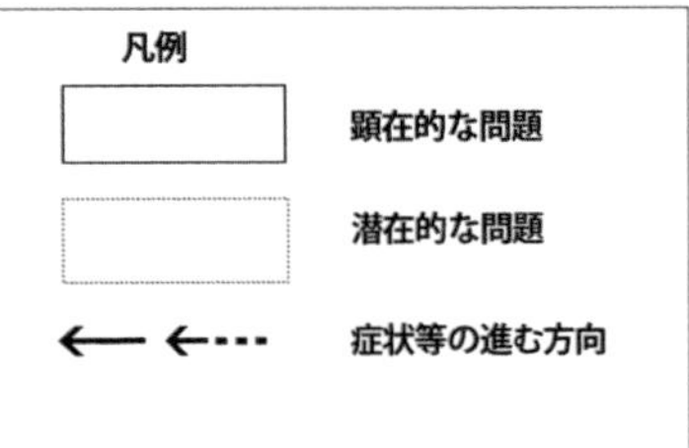

【凡例の意味】
顕在的な問題：いま起こっていること、すでに起こっていること
潜在的な問題：これから起こり得ること、リスク
実線の矢印：顕在的な問題へつながる矢印
点線の矢印：潜在的な問題へつながる矢印

ほかにも、線を太くしたり、二重線を使ったり、丸を使うなど工夫してもよいと思います

●病態関連図の描き方

①疾患名
まずは、患者さんの疾患名を用紙の上のほうに書きます。

②患者の基本情報
患者さんの名前（イニシャルで）、性別、年齢、既往歴などを疾患名の隣（次ページの例では左）に書きます。

③症状
疾患による症状を書きます。たくさん出てくることが多いので、用紙の下へ向かって幅広く書いていきます。

④治療内容
疾患に対する治療内容を書きます。使用薬剤や検査データ、薬の副作用などです。

⑤看護診断名
最後に、病態から考えられる看護診断名も挙げることができれば書きましょう。例では、好中球の減少による「感染リスク状態」を挙げています。

●病態関連図の例

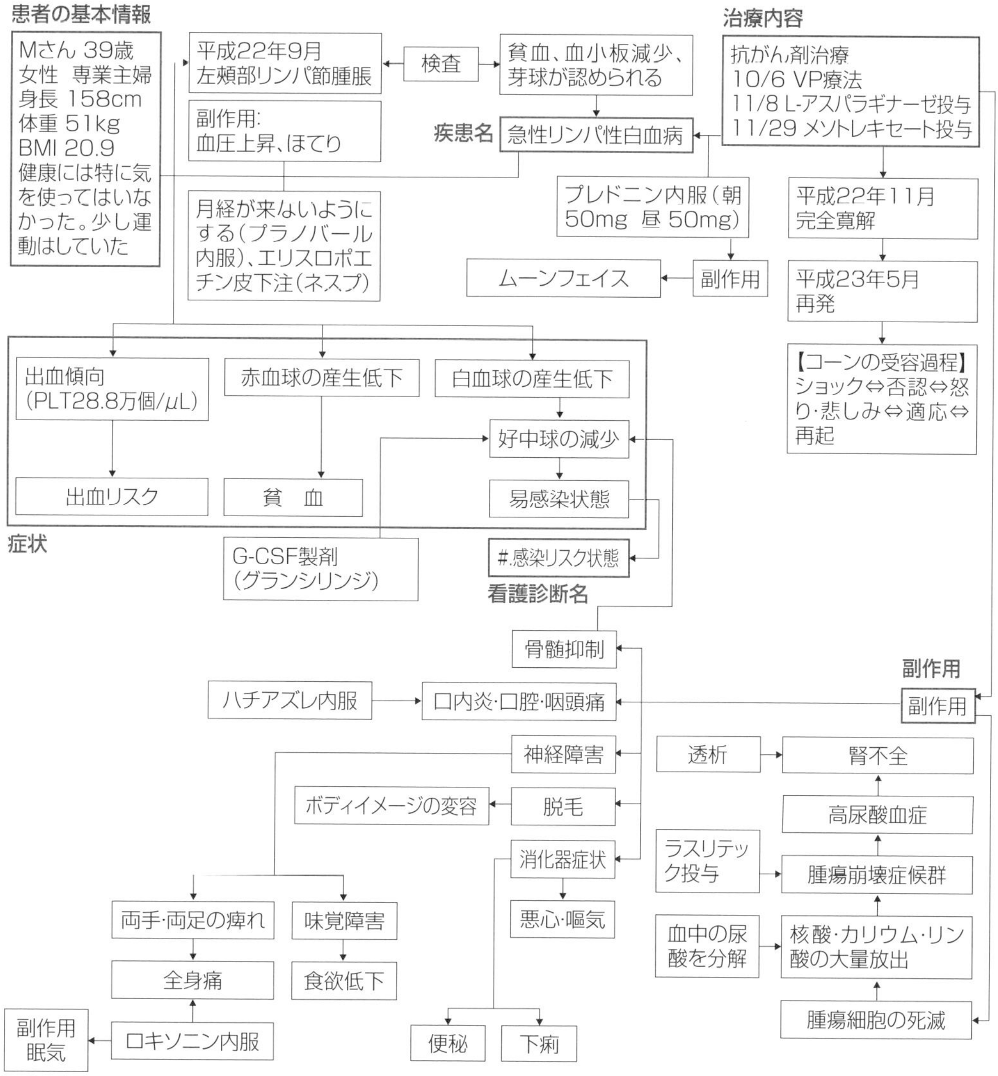

患者の基本情報

Mさん 39歳
女性 専業主婦
身長 158cm
体重 51kg
BMI 20.9
健康には特に気を使ってはいなかった。少し運動はしていた

平成22年9月
左頬部リンパ節腫脹

検査

貧血、血小板減少、芽球が認められる

副作用:
血圧上昇、ほてり

疾患名 急性リンパ性白血病

月経が来ないようにする(プラノバール内服)、エリスロポエチン皮下注(ネスプ)

治療内容

抗がん剤治療
10/6 VP療法
11/8 L-アスパラギナーゼ投与
11/29 メソトレキセート投与

プレドニン内服(朝 50mg 昼 50mg)

副作用

ムーンフェイス

平成22年11月
完全寛解

平成23年5月
再発

【コーンの受容過程】
ショック⇔否認⇔怒り・悲しみ⇔適応⇔再起

出血傾向
(PLT28.8万個/μL)

出血リスク

赤血球の産生低下

貧 血

白血球の産生低下

好中球の減少

易感染状態

症状

G-CSF製剤
(グランシリンジ)

#.感染リスク状態

看護診断名

骨髄抑制

ハチアズレ内服

口内炎・口腔・咽頭痛

副作用

副作用

神経障害

ボディイメージの変容

脱毛

消化器症状

悪心・嘔気

両手・両足の痺れ

味覚障害

全身痛

食欲低下

副作用
眠気

ロキソニン内服

便秘

下痢

透析

腎不全

高尿酸血症

ラスリテック投与

腫瘍崩壊症候群

血中の尿酸を分解

核酸・カリウム・リン酸の大量放出

腫瘍細胞の死滅

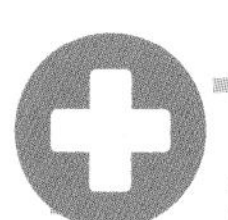

病態関連図を描くときの注意点

関連図の描き方に、こうしなければならない！というようなキッチリとしたルールはありません。ここでお教えしたのはほんの一例で、筆者なりの描き方をまとめただけです。

さらに、病態関連図というのは、1つの疾患についてだけ描けばよいとは限りません。既往歴が多い患者さんであれば、複数の疾患について描く必要があります。例えば、糖尿病や高血圧などは合併している患者さんも多くいますからね。

また、このあと全体関連図を描いていくのであれば、情報を追加していく必要があるので、余白は広めにとっておいたほうがよいでしょう。

●全体関連図の例

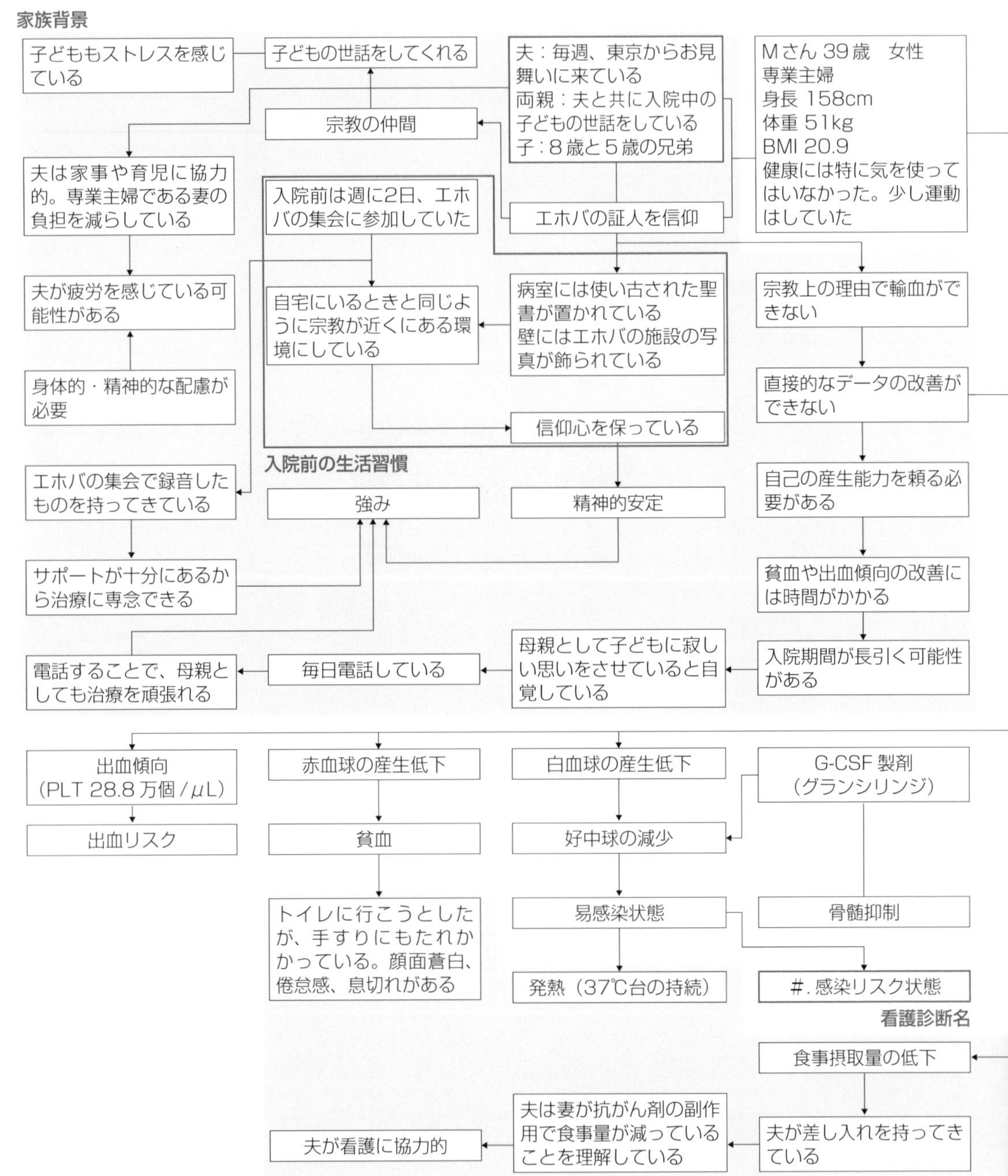

家族背景
子どももストレスを感じている
子どもの世話をしてくれる
夫：毎週、東京からお見舞いに来ている
両親：夫と共に入院中の子どもの世話をしている
子：8歳と5歳の兄弟
Mさん 39歳　女性
専業主婦
身長 158cm
体重 51kg
BMI 20.9
健康には特に気を使ってはいなかった。少し運動はしていた
宗教の仲間
夫は家事や育児に協力的。専業主婦である妻の負担を減らしている
入院前は週に2日、エホバの集会に参加していた
エホバの証人を信仰
夫が疲労を感じている可能性がある
自宅にいるときと同じように宗教が近くにある環境にしている
病室には使い古された聖書が置かれている
壁にはエホバの施設の写真が飾られている
宗教上の理由で輸血ができない
身体的・精神的な配慮が必要
直接的なデータの改善ができない
信仰心を保っている
入院前の生活習慣
エホバの集会で録音したものを持ってきている
強み
精神的安定
自己の産生能力を頼る必要がある
サポートが十分にあるから治療に専念できる
貧血や出血傾向の改善には時間がかかる
母親として子どもに寂しい思いをさせていると自覚している
電話することで、母親としても治療を頑張れる
毎日電話している
入院期間が長引く可能性がある
出血傾向
(PLT 28.8万個/μL)
赤血球の産生低下
白血球の産生低下
G-CSF製剤
(グランシリンジ)
出血リスク
貧血
好中球の減少
トイレに行こうとしたが、手すりにもたれかかっている。顔面蒼白、倦怠感、息切れがある
易感染状態
骨髄抑制
発熱（37℃台の持続）
#.感染リスク状態
看護診断名
食事摂取量の低下
夫は妻が抗がん剤の副作用で食事量が減っていることを理解している
夫が看護に協力的
夫が差し入れを持ってきている

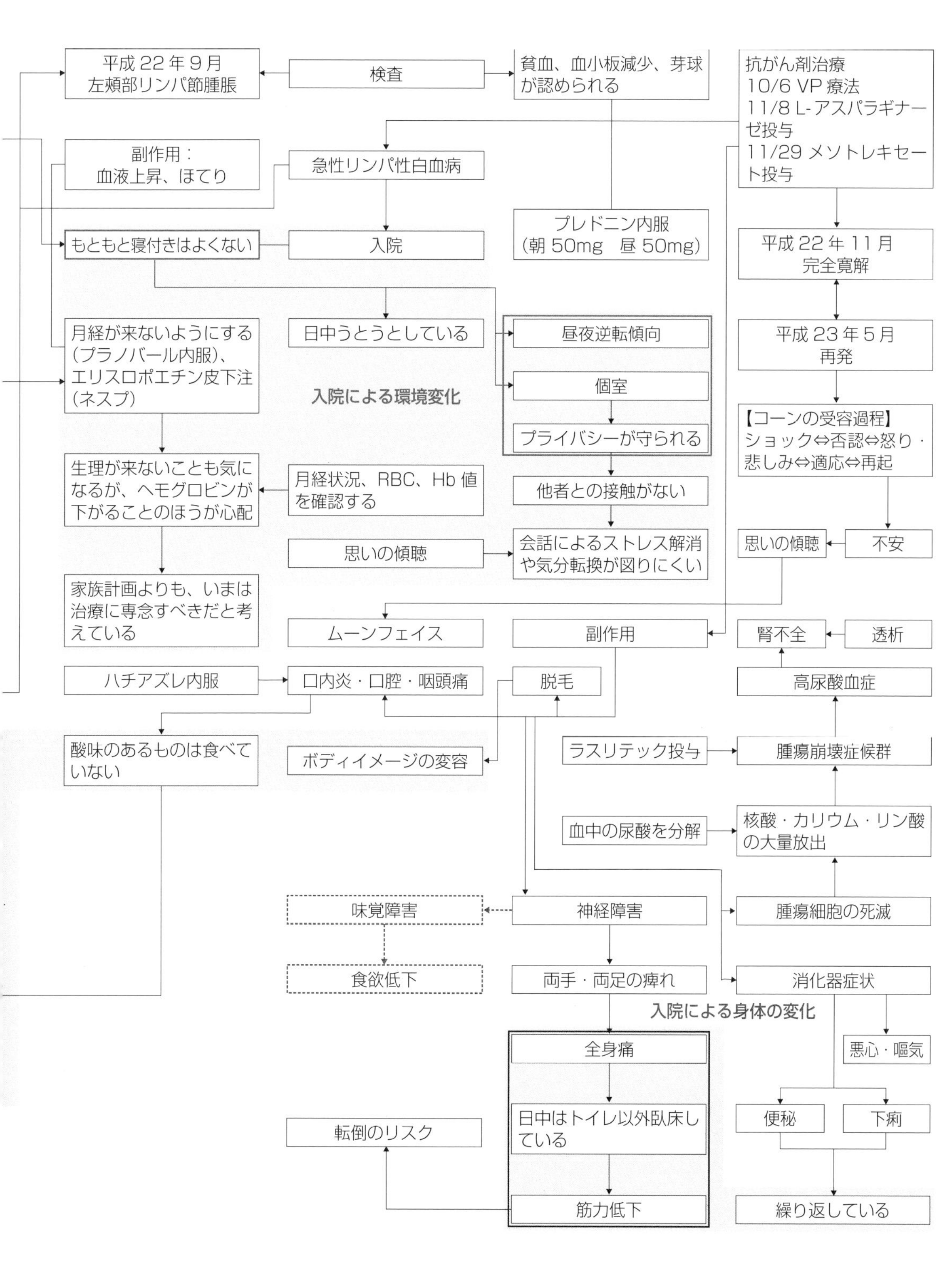
平成22年9月
左頰部リンパ節腫脹
検査
貧血、血小板減少、芽球が認められる
抗がん剤治療
10/6 VP療法
11/8 L-アスパラギナーゼ投与
11/29 メソトレキセート投与
副作用：
血液上昇、ほてり
急性リンパ性白血病
プレドニン内服
(朝50mg　昼50mg)
もともと寝付きはよくない
入院
平成22年11月
完全寛解
月経が来ないようにする(プラノバール内服)、エリスロポエチン皮下注(ネスプ)
日中うとうとしている
昼夜逆転傾向
平成23年5月
再発
入院による環境変化
個室
プライバシーが守られる
【コーンの受容過程】
ショック⇔否認⇔怒り・悲しみ⇔適応⇔再起
生理が来ないことも気になるが、ヘモグロビンが下がることのほうが心配
月経状況、RBC、Hb値を確認する
他者との接触がない
思いの傾聴
会話によるストレス解消や気分転換が図りにくい
思いの傾聴
不安
家族計画よりも、いまは治療に専念すべきだと考えている
ムーンフェイス
副作用
腎不全
透析
ハチアズレ内服
口内炎・口腔・咽頭痛
脱毛
高尿酸血症
酸味のあるものは食べていない
ボディイメージの変容
ラスリテック投与
腫瘍崩壊症候群
血中の尿酸を分解
核酸・カリウム・リン酸の大量放出
味覚障害
神経障害
腫瘍細胞の死滅
食欲低下
両手・両足の痺れ
消化器症状
入院による身体の変化
全身痛
悪心・嘔気
日中はトイレ以外臥床している
便秘
下痢
転倒のリスク
筋力低下
繰り返している

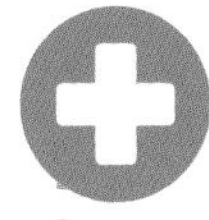

全体関連図の描き方（本文102ページ参照）

全体関連図に入れる情報は、病態関連図に描いた情報（名前、年齢、疾患、既往歴、症状、治療内容、使用薬剤、副作用、検査データなど）に家族背景、入院前の生活習慣、生活環境、入院による変化、宗教などを加えたものです。

これらの情報がなぜ必要なのかというと、あとあと感じると思うのですが、関連図を描くことで、アセスメントや看護計画を考える際の思考の整理ができるからです。すなわち、ゴードンの「11の機能的健康パターン」に基づくアセスメントや看護診断をそのまま関連図に組み込めるということです。

では、実際に全体関連図を見て確かめてみましょう。先の病態関連図と比較すると、どう違うのかわかりやすいと思います。

●病態関連図と全体関連図の比較

①水色背景部分

全体関連図において、背景が水色の部分は病態関連図に追加した部分です。

②赤枠部分

全体関連図で追加された内容のうち、上で説明した家族背景や入院前の生活習慣、入院による環境・身体の変化が示されている部分、そして看護診断に対応する部分が赤枠で囲ってあります。

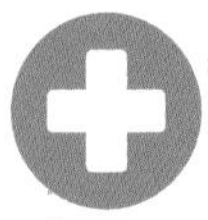

全体関連図を描くときの注意点

基本的には、病態関連図の描き方と変わりません。疾患以外の情報を付け加えていくことで、その人らしさがだんだんと見えてきます。全体関連図では、カルテだけでは収集できない、患者さんと関わって初めて得られる情報が活きてきますよ！

計画立案

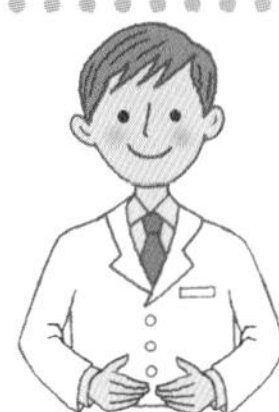

看護過程の第4段階は、計画立案です。第3段階で看護診断を行い、看護診断名を決定しました。次の計画立案では、看護計画というものを作成します。目標を設定し、達成するために患者さんにどのような看護を行っていくのか詳細に記します。

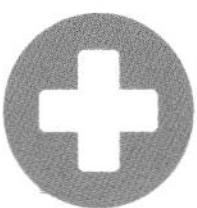

看護計画の立て方

看護計画は主に次の3つで構成されます。

①看護問題、②患者目標、③計画内容

看護計画を立てるときに参考になるのが、「標準看護計画」というものです。標準看護計画は、看護問題に対して標準的な目標や計画が書かれているものです※。これを参考に、担当する患者さんに合った部分を選択して看護計画に取り入れると、看護計画をより早く作成できます。標準看護計画の例として、「感染リスク状態」のもの（本文107ページ）を見てください。

（※疾患別に看護計画を掲載している書籍もあります）

●看護問題

要因というのは、関連因子と同じようなものと考えてもらえれば大丈夫です。「感染リスク状態」（本文107ページ参照）の場合、看護診断名は「感染リスク状態」ですが、要因を使って「白血球減少に続発する抵抗力の低下に関連した感染リスク状態」とすれば、より具体的な看護問題になります。

○○（要因）に関連した□□（看護診断名）

●患者目標

患者目標は、患者さんが主語になるように書きます。あくまで患者さん本人の「こうあってほしい」という視点で考えることが大切です。

さらに、患者目標として長期目標（1つ）と短期目標（複数）を立てる場合もあります。短期目標をすべて達成できれば、長期目標も達成できるように書きます。その場合、いつまでに目標を達成できるようにするかを決めておくことも大切です。

●計画内容

具体的な計画は、O-P（観察計画）、T-P（ケア計画）、E-P（教育計画）に分けて書きます。O-Pは目で見て確認すること、T-Pは実際に患者さんに実施するケアのこと、EPは患者さんに指導・説明することを表します。

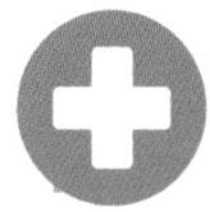

個別性のある看護計画の立て方

標準看護計画はあくまで標準的な計画なので、患者さんの個別性を反映していません。患者さんの個別性を入れるには、より具体的にしていけばよいのです。

つまり、標準看護計画に「清拭を介助する」とあれば、いつ（When）、どこで（Where）、誰が（Who）、何を（What）、どのように（How）行うかを入れると具体的になります。例えば、「リハビリが終わったあと、病室で学生が患者さんを蒸しタオルで清拭する」というように書けば、個別性が出ます。4W1Hを意識して看護計画を考えてみるといいですよ。

看護計画の優先順位は、「生命に関わる重大な問題➡すでに起こっている問題➡リスク問題」とするのがいいですよ。
ベテラン看護師

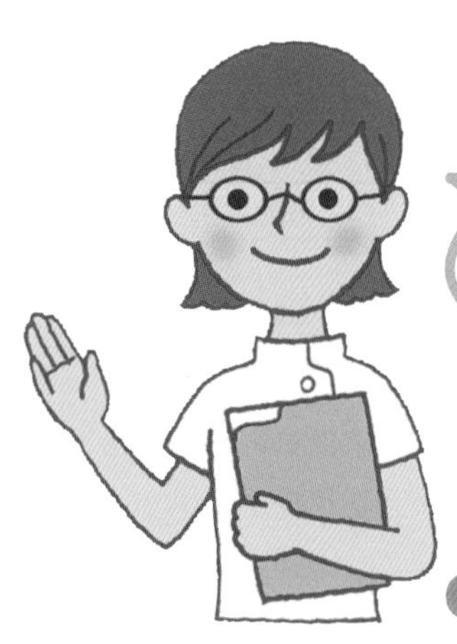

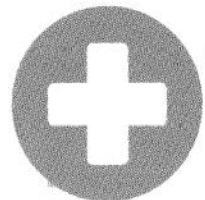

標準看護計画の例（感染リスク状態）

標準看護計画の1つの例として、ここでは「感染リスク状態」の場合を紹介します。様々な要因により、入院中の患者さんは感染しやすい状態になっています。つまり、感染リスクのある患者さんの場合に、どのような状態になることを目標とし、どのような計画を立てて看護していくのか、ということを記載しています。

●要因

- ●栄養不良
- ●白血球減少に続発する抵抗力の低下
- ●侵襲的器具（気管切開、尿道カテーテル、静脈ライン）
- ●侵襲的な措置（気管切開、胃瘻造設、静脈ライン、手術部位、骨牽引ピン挿入）
- ●便、尿汚染
- ●免疫機能不全に続発する易障害性の増加
- ●高血糖に続発する宿主抵抗力の低下
- ●分娩中の外傷、会陰側切開に続発する最近の侵入

●患者目標

- ●免疫についての知識を得、感染から身を守る
- ●感染予防の行動をとる（手洗い、含嗽、吸入）
- ●感染の原因について認識し、感染予防行動をとる

●O-P（観察計画）

①体温、脈拍、呼吸、血圧の変化
②SpO_2の変化
③皮膚・粘膜の状態（全身、口腔粘膜、陰部、肛門ほか）
④血液検査データ（WBC、好中球、CRP、赤沈）
⑤微生物・細菌検査データ
⑥喀痰の量・性状
⑦ガーゼ汚染の有無（汚染のある場合は性状）
⑧創部の状態（発赤・腫脹・熱感・疼痛）
⑨チューブ・カテーテル類挿入部位の状態、排液量・性状
⑩体位変換の状況
⑪易感染となる薬剤の与薬の有無（抗がん薬、免疫抑制薬、副腎皮質ステロイドなど）
⑫易感染となる器具の使用の有無（人工呼吸器、吸引カテーテル、ネブライザー、気管切開カニューレ、観血的モニタリング）
⑬検査所見（X線）
⑭喫煙習慣

●T-P（援助計画）

①体温、脈拍、呼吸、血圧を測定する
②感染の危険性確認のため予測因子をアセスメントする（感染の起こりそうな部位、手術、泌尿生殖系の処置・麻酔）
③感染の危険性確認のため予測因子をアセスメントする（人工呼吸器、吸引カテーテル、ネブライザー、気管切開カニューレ、観血的モニタリング）
④基礎疾患の状態をアセスメントする
⑤入浴を介助する（介護浴槽使用）
⑥シャワー浴を介助する（車椅子、輸送車）
⑦部分シャワー浴を介助する
⑧清拭を介助する
⑨洗髪を介助する
⑩ベッドサイド上で洗髪を行う
⑪手浴を介助する
⑫足浴を介助する
⑬陰部洗浄、陰部消毒を行う
⑭含嗽を介助する
⑮口腔清拭、吸入を介助する
⑯カテーテル・チューブ類の挿入部位や創部の清潔を保持する
⑰処置はできるだけ無菌的操作で行う
⑱必要時アイソレーションの実施、必要に応じて面会者を制限する
⑲環境整備を行う（換気、加湿）
⑳栄養・水分の補給を行う
㉑高カロリー、高たんぱくの摂取を奨励する
㉒必要に応じて無菌食にする
㉓体位変換、マッサージを行う
㉔咳嗽、深呼吸を促す
㉕内服薬などを管理する

●E-P（教育計画）

①感染予防に関する指導を行う（含嗽・手洗いの指導、食事内容の指導）
②清潔保持、面会制限、手洗い、マスク使用の理由について説明する
③カテーテル・チューブ類、創部が清潔に保持できるように指導する
④指示された薬は、必ず時間どおりに内服するように指導する

出典：『すぐに役立つ標準看護計画 第2版』 松浦正子 編集　照林社、2015

実施・評価

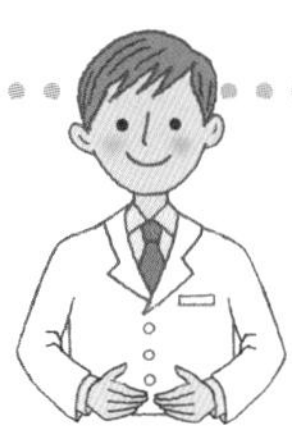

看護過程の第5、第6段階は実施・評価です。看護計画まで立案したら、あとは実施してみて、患者さんの反応や得られた結果を評価します。

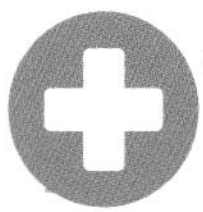

実施と評価

看護計画に基づいて看護を実施したら、日々、評価をします。評価の視点は次の3つです。

●評価の視点

①目標の到達度を判定する
②目標の到達度に影響を及ぼした要因を明らかにする
③計画を継続するか、解決とするか、修正するかを決める

①は、「完全に達成」「一部達成」「まったく達成されていない」のいずれかで判定します。「一部達成」の場合は、②で達成の促進要因・阻害要因を、「まったく達成されていない」では阻害要因を分析し、③の計画の継続・修正に結び付けます。

●評価の書き方例

○○（要因）のため、目標は一部達成したと考える。目標を完全に達成するため、現在の計画を継続とする。

また、できる限り客観的に評価しましょう。「○○をした結果、よさそうだった」などという、書き手の主観が主体となった客観性に欠ける書き方は、記録としては評価できません。

「○○した結果、痛みがなくなったため□□」

「○○した結果、患者より△△という言葉が聞かれたため□□」

などと、事実を具体的に書きます。それをもって、「目標が達成できた」あるいは「目標や計画の修正が必要」などと評価していきます。

memo

事例から学ぶ看護記録の書き方

場面ごとに看護記録の書き方の実例を掲載しました。どこが良くて、どこが良くないのか比較しながら参考にしてみましょう。

看護記録の書き方　事例①

患者が転倒した

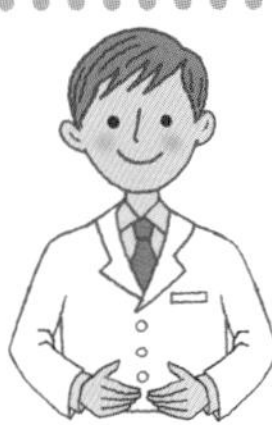

患者：80歳代　男性　脳梗塞
1週間前に脳梗塞で入院。右不全麻痺（MMT：徒手筋力テストで上下肢ともに3程度）。抗凝固薬を内服している。HDS-R 14点であり、認知症症状が見られる。

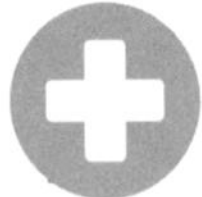

悪い書き方

日時	#	記事
○月○日 10:00	経時記録	ドスンという音がしたと同時に、「助けてー!!」①と叫ぶ声たしたため びっくりして②訪室すると、△△さんがベッドサイドで転倒しているのを③発見する。 「助けて。お尻が痛い」といい、殿部を打撲している④。発赤や腫脹はない。出血(－)⑤。バイタル測定するが、問題はない⑥。医師へ上申し⑦、診察を依頼する⑧。

① 「助けてー!!」というような感嘆符は、日本語の正書法で定められておらず、看護記録で使うのは望ましくありません。

② 「びっくりして」は、主観的表現のため不適切です。

③ 転倒したかどうかは不明であり、見たままありのままの状況を書く必要があります。

④ 「打撲している」という断定的な表現になっていますが、事例の状況では打撲したかどうか断定するにはまだ早いといえます。

⑤ (－)や(＋)というような表現は、正式の看護記録にはふさわしくありません。

⑥ 測定したバイタルサインの値を記入します。

⑦ 「上申」という表現は、医療者間の優劣を示す表現であるため用いません。また、どの医師なのか明記されていません。

⑧ 診察後の状況と対応も記載します。

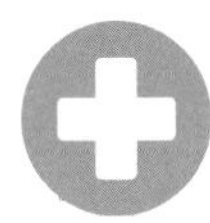

良い書き方

日時	#	記事
○月○日 10:00	経時記録	ドスンという音がしたと同時に、「助けてー」と叫ぶ声がしたため訪室すると、△△さんがベッドサイドで仰向けになっているのを発見する。①③ 「助けて。お尻が痛い」という。殿部をさすりながら、目をギュッとつむっている。殿部に発赤や腫脹はない。バイタル測定すると、BP130/86、P63/分。□□医師へ報告、診察を依頼する。④⑦
○月○日 10:20		レントゲン検査実施し、診察の結果、経過観察となる。⑧

① 感嘆符は用いないほうが望ましいです。

③ 転倒したのかどうかは不明であり、客観的に見たままありのままの状況を書いています。

④ 見かけの状況を殿部打撲と断定せず、上手に表現しています。

⑦ 医師名の記載と、「報告」という表現を用いています。

⑧ 診察後の状況と対応が記載されています。

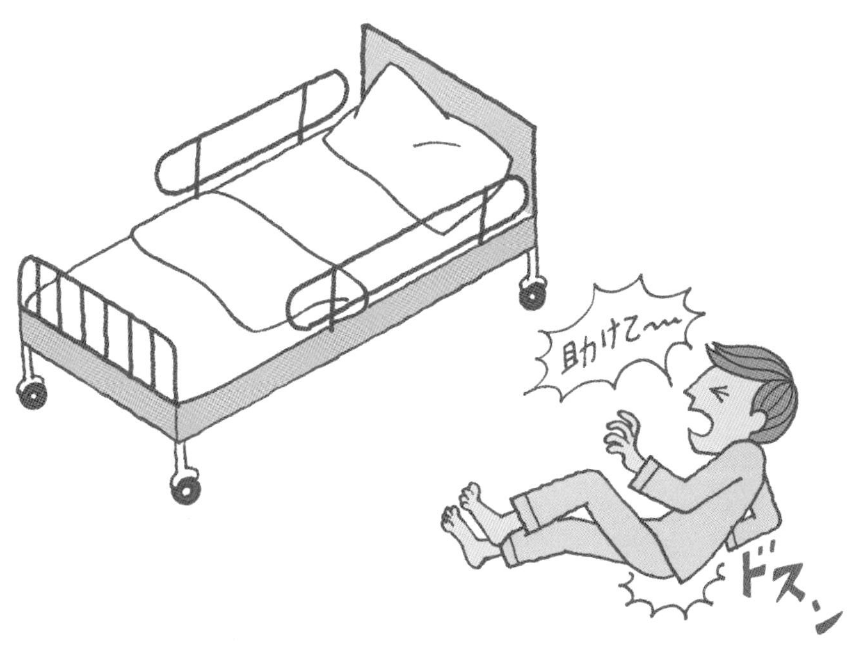

転倒は病棟でも比較的起こりやすい事故です。また、転倒による骨折や頭部外傷、出血などで、患者のADLが著しく低下する危険もあります。場合によっては医療訴訟へつながることもあるため、物的証拠となる看護記録では、状況・その場の対応だけでなく、その後の観察についてもしっかりと記録に残すことが大切です。

看護記録の書き方　事例②

麻薬残数の確認

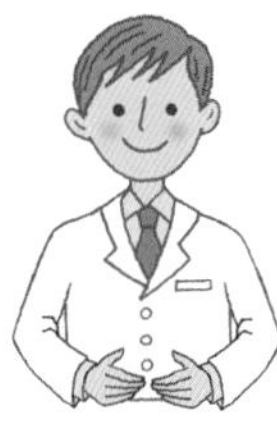

患者：50歳代　女性　多発性骨髄腫
2年前に発症。以来、疼痛コントロールのため持続的にオピオイドを使用している。経口摂取困難のため、TPNの適応となっている。疼痛に対しては、フェンタニル20ml＋生食20mlを2.5ml/時でシリンジポンプを使用して注入している。

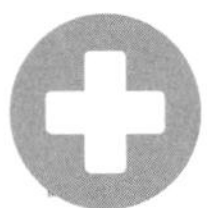

悪い書き方

日時	#	記事
○月○日 11:00	経時記録	次勤務者と麻薬残数チェックを行う。――① フェンタニル5Aがあることを確認。――②③

① 「次勤務者」だけではなく、誰と確認をしたのか具体的に明記します。
② 薬剤を正式名称で書き、量も記載します。
③ 麻薬処方箋の番号も記載すべきです。

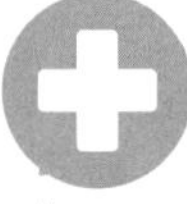

良い書き方

日時	#	記事
○月○日 11:00	経時記録	次勤務者と麻薬残数チェックを行う。――① 麻薬処方箋 No.○○○○○○ ――③ フェンタニル注射液0.1mgが5Aあることを確認。――② 確認：△△・□□ ――①

① 誰と誰が確認をしたのか、しっかりと明記されています。
② 薬剤の正式名称と量も書くことができています。
③ 麻薬処方箋の番号を書くことができています。

看護記録の書き方　事例③

患者が急変した

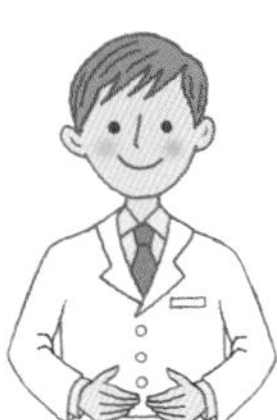

患者：70歳代　男性　陳旧性心筋梗塞　心不全　狭心症
6か月前、心筋梗塞を発症する。PCI（経皮的幹動脈形成術）を施行し、症状は改善。その後は、内服管理と外来通院で経過を見ていた。しかし、ときどき内服の拒否があり、飲まないこともあったため、心不全症状が悪化。内服コントロールと検査目的で入院となる。

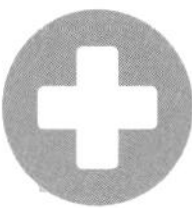

悪い書き方

日時	#	記事
○月○日 0:00	経時記録	❶ （空欄）
1:00		オムツ交換のため訪室すると、顔面蒼白になっているのを発見する。❷JCS Ⅲ-300自発呼吸が見られない。左橈骨動脈、左右頸動脈触知できない。血圧、酸素飽和度測定できず。吸引をすると、白色の粘稠な痰が多量に引けてくる。❸他看護師と共に大部屋301号室から個室313号室へとベッドを移動する。
1:02		❹当直医に心肺停止であると連絡し、診察してもらうよう伝える。胸骨圧迫を開始。アンビューバッグで送気。
1:06		❺当直医2名が来棟された。❻上記の旨を報告し、医師の指示のもと、心電図モニターと自動血圧計を装着した。血圧測定できず、心電図モニターはHR0回/分と表示。
1:20		❼当直医により、除細動実施。 実施後、心電図モニターでは、HR42/分、不規則な波形が表示された。

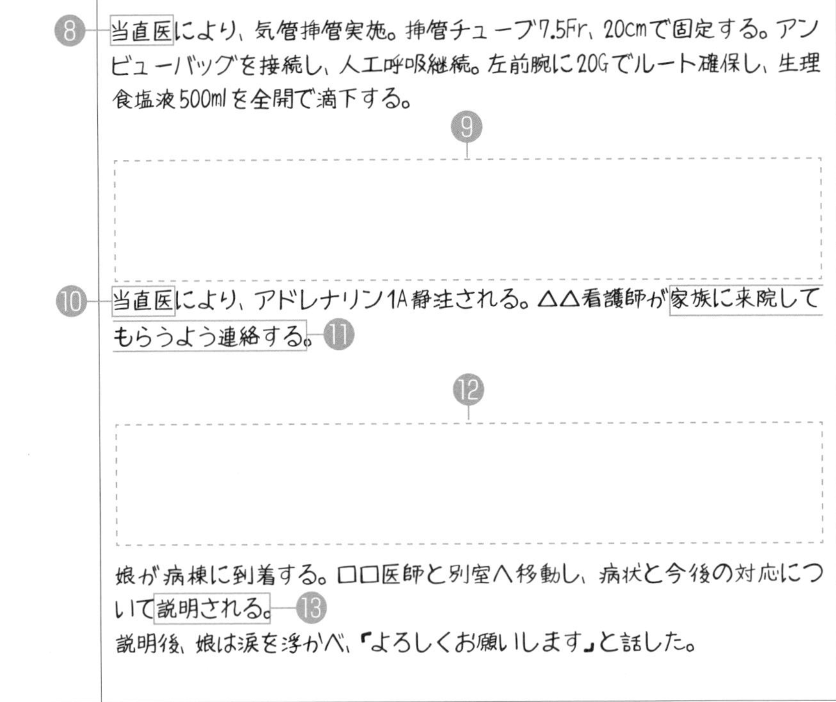

① 急変した患者が発見される前までの記録を書きます。

② 意識レベルの判断の根拠となる、患者の状態に関する記載が不十分です。判断の根拠となった観察ポイントを漏れなく記載する必要があります。

③ 看護師の名前が必要です。

④⑤⑦⑧⑩ 当直医の名前を記載する必要があります。

⑥「上記の旨」では具体的にどう説明したのかわかりにくいので、報告したことをしっかり記載します。

⑨ 患者のバイタルサインや身体の状態を記載します。

⑪ 家族に、どんな手段でどのように伝えたのかしっかり記載します。

⑫ 家族が病院に到着するまでの患者の状態を観察し、記載します。

⑬ 説明の内容を記載するか、「医師記録参照」という文言を記載します。

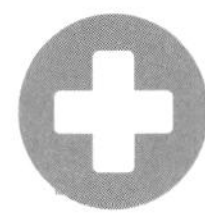

良い書き方

日時	#	記事
○月○日 0：00	経時記録	❶ 点滴更新のため訪室すると、寝息を立てて眠っていた。寝返りを打つ様子が見られる。
1：00		オムツ交換のため訪室すると、顔面蒼白になっているのを発見する。❷ 大きな声で名前を呼び、身体を揺さぶるが反応はない。自発呼吸が見られない。左橈骨動脈、左右頸動脈触知できない。対光反射、睫毛反射見られる。血圧、酸素飽和度測定できず。吸引をすると、白色の粘稠な痰が大量に引けてくる。吸引の刺激には無反応。❸ △△看護師を呼び、大部屋301号室から個室313号室へとベッドを移動する。
1：02		❹ □□医師に心肺停止であると連絡し、診察してもらうよう伝える。胸骨圧迫を開始する。△△看護師に救急カートを持ってきてもらい、アンビューバッグで送気してもらう。
1：06		❺ □□医師、◎◎医師が来棟したため、❻「1：00頃、訪室すると意識がなく、頸動脈も触れず、自発呼吸がなかったため、胸骨圧迫とアンビューバッグによる換気を開始した」と報告する。医師の指示のもと、心電図モニターと自動血圧計を装着した。血圧測定できず、心電図モニターはHR0/分と表示される。
1：20		❼ □□医師により、○○ジュール×1回除細動実施、 実施後、心電図モニターでは、HR42/分、不規則な波形が表示された。△△看護師により、胸骨圧迫継続する。 ❽ ◎◎医師により、気管挿管実施。挿管チューブ7.5Fr、20cmで固定する。アンビューバッグを接続し、人工呼吸継続。左前腕に20Gでルート確保し、生理食塩液500mlを全開で滴下する。 HR40～50/分、BP43/22mmHg、SpO_2 98～100% ❾ ❿ □□医師により、アドレナリン1A静注される。△△看護師が家族に電話をする。「1：00時頃、状態が悪くなり現在対応しています。詳しい身体の状態と今後についてお話ししたいことがありますので、すぐに病院に来てください」と伝える。⓫ HR40～50/分、BP56/37mmHg、SpO_2 98～100% 呼びかけても反応はない。睫毛反射、対光反射見られる。⓬ 娘が病棟に到着する。□□医師と別室へ移動し、病状と今後の対応について説明される。説明内容は医師記録参照。⓭ 説明後、娘は涙を浮かべ、「よろしくお願いします」と話した。

看護記録の書き方　事例④

経管栄養中に経鼻胃管を自己抜去した

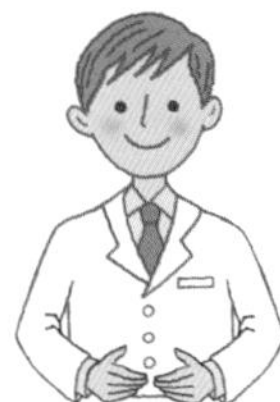

患者：60歳代　女性　脳梗塞　脳血管性認知症　誤嚥性肺炎
1週間前に手足の痺れと呂律困難、嚥下障害、見当識障害が出現し、近医を受診。脳梗塞と診断される。また、同時に脳血管性認知症症状を疑われる。誤嚥性肺炎のため胃管から経管栄養をされている。リハビリと内服調整目的で入院となっている。

悪い書き方

日時	#	記事
○月○日 0:00	経時記録	❶ [ ] ❷ 訪室すると胃管が抜去されており、右手で胃管を握っているのを発見する。右手のミトンは外れていた。 ❸ バイタルサイン著変ない。経管栄養中に胃管を自己抜去したことを○○医師へ報告する。 ○○医師が来棟し、診察する。医師記録参照。 ○○医師より、経管栄養続行の指示ある。 右鼻腔からマーゲンチューブ❹を挿入する。○○医師に胃泡音確認してもらう。右手にミトン装着。 経管栄養を再開する。

❶ 胃管抜去前の患者の状態、経管栄養開始状況を書きます。
❷ 訪室時の状況だけでなく、自分が実施したことも書きます。
❸「バイタルサイン著変ない」ではなく、具体的に記載します。
❹「マーゲンチューブ」ではなく、商品名やサイズ、何センチ挿入したのかを、誰が読んでもわかるように書きます。

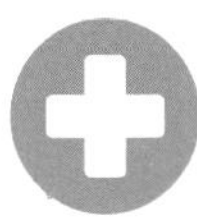

良い書き方

日時	#	記事
○月○日 0:00	経時記録	❶ ベッドを30度ギャッジアップし、経管栄養ラコール400mlの注入を開始する。胃管を触り気にする様子があるため、右手にミトンを装着する。 ❷ 経管栄養の残量を確認するため訪室すると、胃管が抜去されており、右手で胃管を握っているのを発見する。右手のミトンは外れていた。ラコールは200mlほど残っている。胃管の先端から流れ出ているためクレンメを閉じる。「どうしたのか」と問うが「わからない」と話す。むせはなく呼吸状態は穏やか。 ❸ バイタルサイン測定する。BT 37.0℃、BP 134/87mmHg、P 86/分、SpO_2 98%、両肺雑音聞かれない。 経管栄養中に胃管を自己抜去したことを○○医師へ報告する。 ○○医師が来棟し、診察する。医師記録参照 ○○医師より、経管栄養続行の指示ある。 ❹ 右鼻腔からニューエンテラルフィーディングチューブ12Frを50cm挿入し固定する。○○医師に胃泡音確認してもらう。胃液の吸引も確認。 再度、右手にミトンを装着する。ボタンが外れないことを確認。患者に胃管を抜かないように説明するとうなずく様子が見られる。 残りのラコール200mlの注入を再開する。

看護記録の書き方　事例⑤

褥瘡が発生した

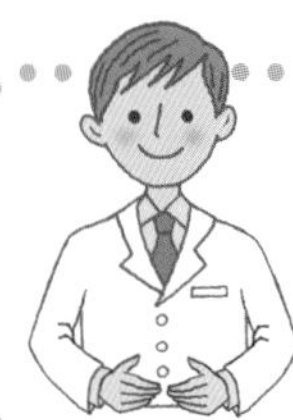

患者：70歳代　女性　大腿骨頸部骨折
自宅で転倒し、左大腿骨頸部を骨折。人工骨頭置換術を施行。もともと痩せており、筋力低下、仙骨部の骨突出が著明に見られている。

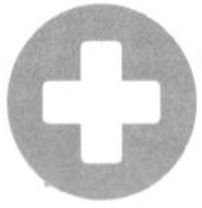

悪い書き方

日時	#	記事
○月○日 10:00	S	あら、そうですか。痛みはないです。
	O	右側臥位にすると、尿パッドに赤褐色の浸出液が少量❶付着している。仙骨部に小さな褥瘡❷❸が見られる。 褥瘡部位を保護する。❹
	A	体位変換による除圧が必要。❺❻
	P	観察続行❼

❶「少量」では人により捉え方が異なるため、イメージしやすいものにたとえます。

❷ 褥瘡の大きさは、○cm×○cmという表現方法を用います。

❸ 褥瘡の程度（深さ、浸出液の量、大きさ、炎症の有無、肉芽の大きさ、壊死組織、ポケットなど）は、DESIGN-Rというスケールを用いることで統一した評価ができます。

❹ 褥瘡に対して、どのような処置を施したのか具体的に書きます。

❺❻ 日中の状況と褥瘡発生の原因と考えられることがらも記載し、アセスメントすることで、褥瘡治癒に向けた今後のケアとプランの修正につながります。

❼ 新たに看護問題を立案し、評価していくことも視野に入れます。

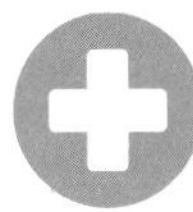

良い書き方

日時	#	記事
○月○日 10:00	S	あら、そうですか。痛みはないです。
	O	朝のラウンド時、オムツ交換実施。右側臥位にすると、尿パッドに❶赤褐色で500円玉大の浸出液が付着している。仙骨部に❷❸3cm×2cmの褥瘡が見られる。DESIGN-R(d2-e3 s6 i1 g3 n0 p0:13点) ❹褥瘡部位をオープンウェットで保護する。日中、リハビリのある1時間は ❺車椅子に乗車しているが、それ以外はベッド上で臥床しており、自己体動はほとんど見られない。オムツ内で失禁している。ベッドのマットレスは標準のものを使用している。 Alb 2.2g/dl (○月△日)
	A	❻日中、自己体動が乏しくベッド上で過ごす時間が多いため、ラウンドごとにクッションを当てたり体位変換を行ったりすることで除圧を図っていくことが必要。ベッドのマットレスが標準のものであったため、体圧分散マットレスに変更する必要がある。また、オムツ内で失禁しており、常に湿潤環境にある。そのため、皮膚が脆弱化しやすく褥瘡の悪化リスクがある。さらに、Alb2.2g/dlと低値のため、低栄養の状態である。
	P	❼褥瘡形成が見られたため、#03.皮膚統合性障害を立案し、寝具の交換、褥瘡の評価、栄養状態の観察をしていく。

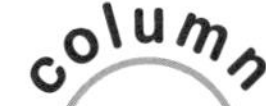

褥瘡? それとも、褥創? どっちが正しいの?

看護記録では、「じょくそう」について、「褥瘡」と「褥創」の2種類の表記が見られます。どちらが正しい表記かというと、日本褥瘡学会では、「瘡」の字を用いることとしています。「褥瘡」とした理由としては、「瘡」のヤマイダレの持つ意味を重視したようです。

主に内部的な要因で引き起こされる壊死や痂皮などを「瘡」、外傷(刃物等による切り傷など)によるものを「創」として使い分ける場合もあります。

DESIGN-R®2020 褥瘡経過評価用

Depth※1 深さ 創内の一番深い部分で評価し、改善に伴い創底が浅くなった場合、これと相応の深さとして評価する					
d	0	皮膚損傷・発赤なし	D	3	皮下組織までの損傷
	1	持続する発赤		4	皮下組織を越える損傷
	2	真皮までの損傷		5	関節腔、体腔に至る損傷
				DTI	深部損傷褥瘡(DTI)疑い※2
				U	壊死組織で覆われ深さの判定が不能
Exudate 滲出液					
e	0	なし	E	6	多量:1日2回以上のドレッシング交換を要する
	1	少量:毎日のドレッシング交換を要しない			
	3	中等量:1日1回のドレッシング交換を要する			
Size 大きさ 皮膚損傷範囲を測定:[長径(cm)×短径※3(cm)]※4					
s	0	皮膚損傷なし	S	15	100以上
	3	4未満			
	6	4以上16未満			
	8	16以上36未満			
	9	36以上64未満			
	12	64以上100未満			
Inflammation/Infection 炎症/感染					
i	0	局所の炎症徴候なし	I	3C※5	臨界的定着疑い(創面にぬめりがあり、滲出液が多い。肉芽があれば、浮腫性で脆弱など)
	1	局所の炎症徴候あり(創周囲の発赤、腫脹、熱感、疼痛)		3※5	局所の明らかな感染徴候あり(炎症徴候、膿、悪臭など)
				9	全身的影響あり(発熱など)
Granulation 肉芽組織					
g	0	創が治癒した場合、創の浅い場合、深部損傷褥瘡(DTI)疑いの場合	G	4	良性肉芽が、創面の10%以上50%未満を占める
	1	良性肉芽が創面の90%以上を占める		5	良性肉芽が、創面の10%未満を占める
	3	良性肉芽が創面の50%以上90%未満を占める		6	良性肉芽が全く形成されていない
Necrotic tissue 壊死組織 混在している場合は全体的に多い病態をもって評価する					
n	0	壊死組織なし	N	3	柔らかい壊死組織あり
				6	硬く厚い密着した壊死組織あり
Pocket ポケット 毎回同じ体位で、ポケット全周(潰瘍面も含め)[長径(cm)×短径※3(cm)]から潰瘍の大きさを差し引いたもの					
p	0	ポケットなし	P	6	4未満
				9	4以上16未満
				12	16以上36未満
				24	36以上

部位[仙骨部、坐骨部、大転子部、踵骨部、その他 (　　　)]　合計※1

※1:深さ(Depth:d/D)の得点は合計には加えない

※2:深部損傷褥瘡(DTI)疑いは、視診・触診、補助データ(発生経緯、血液検査、画像診断等)から判断する

※3:"短径"とは"長径と直交する最大径"である

※4:持続する発赤の場合も皮膚損傷に準じて評価する

※5:「3C」あるいは「3」のいずれかを記載する。いずれの場合も点数は3点とする

DESIGN-Rの評価は、Dを除いたE～Pで0～66点としています。高得点は重症度が高く、得点の減少は改善を示します。別の患者との比較が可能な点が優れています。

看護記録の注意点

看護記録には何を書いてもよいというわけではありません。看護倫理に基づいた視点と書き方をしっかりと押さえましょう。

看護倫理

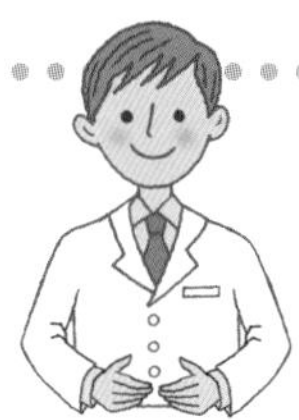

看護をするうえでは、倫理的原則というものが必ず付いて回ります。すべての看護を行ううえでの根本的な根拠となるものなので、丸暗記の必要はありませんが、しっかり心にとどめておきましょう。

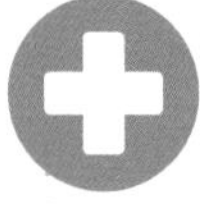

倫理とは

善悪の基準となるもの

いきなり看護倫理といわれても何のことだかサッパリ、という方も多いと思いますので、まずは「倫理とは何か」ということからお話しします。

倫理とは、ザックリいうと、「善いことなのか悪いことなのか」を判断する根拠となるものです。

●もしも道端で人が血を流して倒れていたら

例えば、あなたが散歩をしていると、道端で人が血を流して倒れていました。
辺りを見渡しましたが、近くにはあなたしかいません。
あなたならどうしますか？

①とっさに近くに寄り、声をかける
②ひとまず救急車を呼ぶ
③どうしたらよいかわからないので、誰かを探しに行く
④見なかったことにして通り過ぎる

さて、あなたはどの選択肢を選びましたか。

①～③を選んだ方は、倒れている人を助けたいという気持ちがあるから選んだのでしょう。

④を選んだ場合、その場では怖くて何もできないと思ってしまったのかもしれませんが、きっと心の中には「これでよかったのだろうか？」と少し後ろめたい気持ちがあることでしょう。

どの選択枝を選ぶにせよ、心の中で感じる「助けるべき」という共通の気持ちこそが倫理なのです。このような、人間がみな共通して根本的に持っている気持ちこそが、倫理の原則になります。

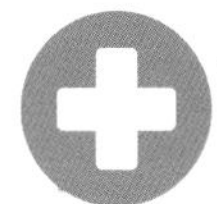

倫理原則

すべての看護に共通する考え方

医療における倫理原則には4つの代表的なものがあります。

①自律尊重原則　②善行原則　③無危害原則　④正義原則

それぞれの内容は次のとおりです。

●自律尊重原則

原則を説明する前に、「自立」と「自律」の違いを理解しておきましょう。

看護の視点を踏まえてザックリ説明すると、次のようになります。

自立とは「**他者の援助を受けずに**自分一人で身の回りのことを行うこと」
自律とは「**他者の援助を受けても**自分の考えや決定に基づいて行動すること」

つまり、自律尊重原則というのは、患者の意思を尊重して援助を行うということです。臨床場面において、すべての看護は患者の意思決定を尊重して行うことが重要になります。

そのため、治療や看護についての判断に必要な情報を提供し、患者の自己決定に基づいて医療を提供するというのは、インフォームドコンセントという考え方にも影響していることを覚えておきましょう。

●善行原則

善行とは、患者に対する「善（よ）い行い」のことです。

特に看護をするうえでは、患者のために最善を尽くすことを意味します。

ここで注意してほしいのですが、患者に最善を尽くすというのは、医療専門職の考える患者にとっての最善の利益ということだけではなく、その患者の考える最善の利益をも考慮することを意味します。

患者の意思を尊重することは、上述の自律尊重原則にも当てはまることになります。

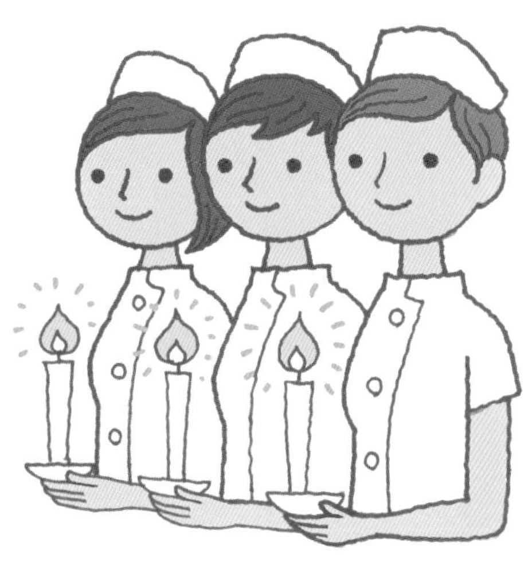

●無危害原則

無危害とは、患者に対して「害悪や危害を及ぼすべきではない」ということです。

この原則には、看護師が患者に危害を加えないということだけでなく、患者が危害を受けるリスクを減らすという意味も含まれます。

例えば、看護師として、患者の転倒・転落に対する予防策をとるなど、患者に危害が及ぶのを避けるために十分な注意を払う必要があります。

さらに、危害には身体的なもの以外に精神的なものも含まれます。患者の自尊心を傷付ける行為や、精神的な苦痛を与える行為は危害といえるので、配慮すべきことだといえます。

●正義原則

正義とは、「平等かつ公平」ということです。

臨床現場では、限られた労働力や設備の中で看護ケアが行われています。それらは、医療機関や施設、環境によって異なり、十分な対策をとることが困難な場合もあります。

しかし、どのような現場でも、提供される看護が平等かつ公平な視点で検討されたものであるかどうかが重要となります。患者への差別意識や偏見を持って看護をすることは、決してあってはならないというのが重要です。

そしてさらに、医療従事者として働くうえでの義務や規則の基本となる2つの原則を追加する場合もあります。

●誠実

誠実とは、「嘘をつかない」ということです。

相手との信頼関係を築くうえでは、お互いが正直に話し合うということがとても重要です。嘘をつくというのは、違和感や不自然さを露呈し、相手に不信感を抱かせます。

患者との信頼関係を構築し、患者と医療従事者が手を取り合う医療を目指していきましょう。

●忠誠

忠誠とは、「看護師としての職をまっとうする」ということです。

患者の情報を外部に漏らさないようにするという守秘義務を守ることや、患者が助けを求めていたら可能な限り援助をする、献身の意識を持つというような、看護師としてふさわしい行動をとるという気持ちが大切です。そのことが患者との信頼関係の確立にもつながり、最善の治療を進めることにつながります。

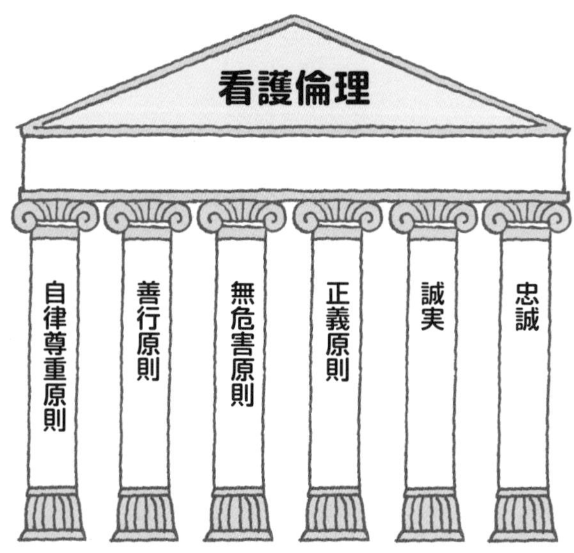

以上の4つもしくは6つの倫理原則は、すべての看護に通じるものです。どの倫理原則も守らなければならないものであり、かつ当たり前にできていなければいけません。

それと同時に、日常の看護行為の中で「果たして、これは良いことなのだろうか？」と感じた際は、これらの原則に照らし合わせることで、疑問を感じた原因が明確になる場合があります。どこが問題なのか、何が引っかかるのかなど、解決のための糸口が見つかることもあります。

つまり、これらの原則は倫理的に考えるためのツールであるということができるでしょう。

患者の権利に関するリスボン宣言

「患者の権利に関するリスボン宣言」とは、第34回世界医師会総会（昭和56〈1981〉年、ポルトガルのリスボンで開催）にて採択された、患者の権利に関する世界宣言です。

序文と11の原則から成り立ち、医師や医療従事者、医療組織が保障すべき患者の主要な権利について述べられています。臨床現場などで生じる倫理的問題について検討する際の、ツールの1つになっています。

看護倫理はすべての看護を行ううえでの根拠です。しっかり心にとどめておきましょう。

ベテラン看護師

看護倫理において対立する主張

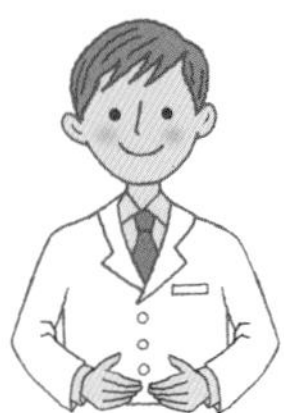

倫理には先に挙げた原則というものがありますが、原則も考え方や捉え方によって様々な解釈ができる場合があります。医療現場において、この倫理を考える際に対立した意見が主張されることがあります。
ここでは、その例を挙げて看護倫理について考えを深めていきましょう。

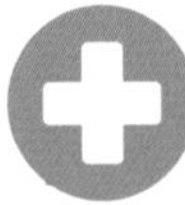

倫理的ジレンマ

2つの倫理上の考え方が対立する状況を**倫理的ジレンマ**といいます。つまり、2つのまったく異なる倫理的立場から議論を展開するような場合です。

例えば、患者がICUに入っており、末期状態にあるとします。臨床的な知識と経験からすれば、これはこの患者が間もなく亡くなるということを意味します。この場合の倫理的な問題はこうです。

この患者の治療を続けるべきなのか、それとも治療をやめて、死が訪れるまでの間、できるだけの安楽を確保することに専念すべきなのか——。

臨床の場面では、こうした状況に出くわすことが少なくないです。

●主張A：治療の中止

主張Aは治療の中止です。この主張の内容は以下のとおりです。

この患者は、死に瀕(ひん)しており、これまで多くの痛みに耐えてきている。次の理由から治療を中止すべきである。

①治療はまったく患者の役に立っておらず、逆に治療の継続が患者の苦痛に満ちた末期を長引かせており、患者を苦しめる結果になっている。
②患者は長い間、苦しみたくないといっていた。患者は自分の死期が近いことを知っているようである。
③疼痛緩和のための薬物があまり作用していない。したがって、患者の苦しみと痛みは続く。
④死に瀕しているこの患者の治療の継続は、特に本人がそれを希望していない以上、限られた医療資源の浪費である。
⑤家族は患者の死が近いことを知っており、現在の状態に動揺してはいるが、同時に患者の痛みのひどさにも動揺している。

●主張B：治療の継続

主張Bは治療の継続です。この主張の内容は以下のとおりです。

この患者は、死に瀕しているとはいえ、まだ生きている。次の理由から治療を継続すべきである。

①保険医療の専門家として、われわれは人の命をできるだけ長く保つ義務がある。
②患者は現在、疼痛に苦しんではいるが、われわれは何らかの鎮痛薬の投与プランを考え出して、疼痛を緩和することができる。患者は治療を中止して死にたいなどとはいっておらず、痛みで苦しみたくはないといっているだけである。われわれには、疼痛と苦痛を緩和する義務があり、われわれにはそれができる。
③患者が死に瀕しているからといって、治療を受けさせないというのは、患者に対する差別であり、行ってはいけないことである。また、これは資源の浪費ではない。
④家族は現在の状況に動揺しているが、患者自身も家族も治療を中止してほしいとはいっていない。

この例のように、2つの立場からの主張が表明されたら、それらについて十分に話し合いましょう。

倫理的ジレンマを構成する臨床状況の一つひとつについて対話を重ねることが非常に大切です。

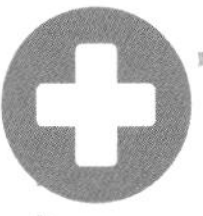

看護倫理における意思決定の枠組み

臨床においては、様々な現実の倫理的ジレンマに出会い、倫理的立場を正当化するためにそれぞれについて検討を行うことになると思います。そのため、意思決定の枠組みについて学んでおく必要があります。

判断や行動に対して、倫理的な考えに基づいて根拠を説明できることは、専門職として、職務を誠実に実践するうえで重要な能力となります。

自分が直面している倫理的な課題に対して答えを導くには、まず、その状況が倫理的なジレンマや問題を含んでいるかどうか見分けることが大切です。患者と看護師との間には、常に倫理的な側面が存在します。

①患者のケアにあたっての価値観、義務、忠実さ、ニーズなどの対立。
例えば、医療者と患者間の、または医療者と患者の家族間の、治療をめぐっての意見の不一致があるような状況。
②倫理的な原則や価値観自体が問われること。
例えば、患者の自律の尊重や、患者への危害を最小限にする場合。
③その状況に関わるすべての人々の感情と価値観に関わる問題。

状況が倫理的なジレンマや問題を含んでいることが明らかになったら、次ページの10の要素について考慮することが、倫理的な考えに基づく判断を行うのに役立ちます。

これらの要素は、個々の患者ケアについての判断に関わる倫理的問題に対してだけではなく、病棟の看護目標や看護方針を検討する段階でも利用することができます。

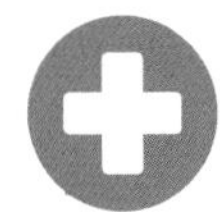

考慮すべき10の要素＊

倫理的な問題を抱える場面に遭遇した場合、どのように考えて行動すればよいか、以下にまとめました。

①全体の状況を検討して問題点を明らかにする。
②病歴、社会生活歴、意思決定能力、治療方針などに関して、前もって、意思表示（先行的指示）の有無などを含む、患者に関する重要事項を把握する。
③状況に関わっていく人と、意思決定によって影響を受ける人を明らかにする。
④関連する法律上の情報を明らかにする。
⑤倫理的原則や価値観についての具体的な対立点を明確にする。すなわち、問題の核心を明らかにし、何が倫理的に問題であるかを示す。
⑥可能な選択肢、それらのねらいが患者の幸せにどうつながるのかについて明らかにする。
⑦法的な制約や経済的な制約など、実際の制約事項を明らかにする。
⑧可能な選択肢にはしばしばプラス面とマイナス面があるという認識に基づいて、倫理的に正当化できると考えられる方法を実践する。
⑨倫理的な考え方から得られたあなたの倫理的立場に基づいて行動する。
⑩行動のあとで、状況を振り返り、評価を行い、今後の患者ケアあるいは関連する目標の決定において、また同じような状況の解決に役立つと思われることを学ぶ。

以上のプロセスから、考え方や意見によって、答えが1つには定まらないことがわかります。しかし、これらの要素を考慮することで、倫理的に問題がある選択肢は排除され、患者にとってより幸せな方法へと導かれるといえます。

先行的指示ってなに？

アメリカには「先行的指示」という倫理的な仕組みがあります。これは、リビングウィル（延命処置を拒否する旨の事前の意思表明）とも呼ばれます。

つまり、自分が死ぬときにどのような治療を望むのか、また自分が意思表示できなくなったときに、今後の治療方針に関する希望を誰に委ねるのかについて、自らの意識がはっきりしているうちに提示しておくということです。近年、患者の権利が重視されてきており、このような仕組みが徐々に普及しています。

＊**考慮すべき10の要素**　出典：『コンサイス看護論 看護とは何か—看護の原点と看護倫理—』アン・J・デービス、太田勝正　照林社、1999

倫理的な視点からの看護記録の書き方

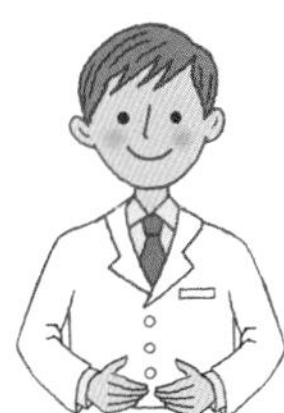

カルテに書く事柄は、事実であればどのように書いてもよいというわけではありません。カルテは自分のための記録というだけでなく、他者と共有されるものでもあるからです。
読み手が不快に思う表現や公的な文書に書くべきではないと感じる書き方、つまり倫理的に不適切な表現は控えるべきです。ここでは、倫理的な視点から看護記録の書き方を学んでいきましょう。

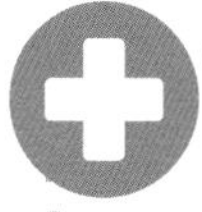

倫理とは

善悪の基準となるもの

倫理とは人が守るべき秩序のことです。さらにわかりやすく、ザックリいうと、ものごとが「善いことなのか悪いことなのか」を判断する基準となるものです。

倫理は、モラルともいいます。詳しいことは「看護倫理」の項目で説明しましたので、ここでは、場面ごとにモラルを意識した記録の書き方について説明します。

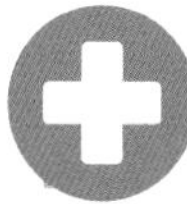

人権に関わる表現

人権、人格、思想、信条などを侵害する表現に注意

人種、本籍地、職業、経済状況、宗教、信条、社会的身分に関する記述をした際に、人権や人格を侵害する表現になってしまうことがあります。看護記録には、患者にレッテルを貼るような偏見による内容を記載してはいけません。

看護師といえども人間なので、ときに患者に対して偏見や嫌悪感を持つこともあるでしょう。そんなとき、主観や感情にまかせて記録を書いてしまうと、気付かないうちに患者の人権や人格を侵害する表現になっていることがあります。

倫理的に人は平等ですから、患者も倫理的に平等であり、公平・公正に対応しなければいけません。表現の仕方や記録の方法には注意しましょう。

●医療従事者が優位であるかのように感じさせる表現

「看護師－患者」という関係は、上下の関係ではなく、個々の人格や価値観を共有し、互いの信頼関係に基づき協働して医療を作り上げていくという平等の関係です。

しかしながら、ときに看護師は患者に対して、「～してあげる」「～をやらせる」「～させておく」というような気持ちや行動になってしまいがちです。

その結果、看護記録においても患者に対して指示や命令的な表現を用いてしまったり、医療従事者の権威や権限を示すような表現をしてしまったりすることがあります。

こういった、医療従事者が優位であるかのように感じさせる表現は、慎むようにしましょう。

●医学的診断の確定に関わる表現

医師の記録と看護師の記録では、記載内容の種類が異なります。医師の記録では、検査データや臨床所見から患者の病状を判断し、治療の効果の有無について記載したり、医学的な診断を行ったりします。

一方、看護師の記録では、検査データや臨床所見から患者の状態をアセスメントしますが、治療の効果について言及したり、病名の診断をしたりすることはありません。病状や診断・治療など医師の領域に踏み込んだ表現はしないように気を付けましょう。

●客観性に乏しく、誤解を招きやすい表現

患者の行動や状態は、ありのままの様子を表現しなければいけません。看護記録では、ありがちなこととして、看護師の主観や憶測、決め付けによる表現をしてしまうことがあります。

倫理に配慮した表現

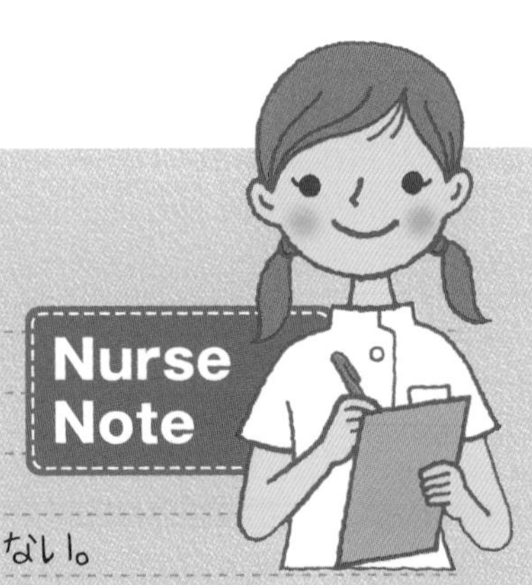

- 患者への偏見による表現をしてはいけない。
- 医療従事者と患者は平等の関係。
- 医学的診断は医師の領域。
- 看護師の主観や憶測、決め付けによる表現をしない。

倫理原則とともに覚えておきましょう。

書くべき内容と書いてはいけない内容

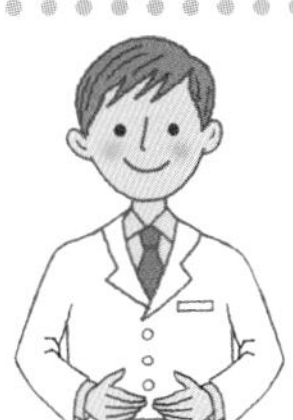

看護記録というものは、何を書いてもよいというわけではありません。たとえ事実であったとしても、悪意がある書き方や、他人を誹謗中傷する内容、誤解を招く内容は慎む必要があります。ここでは具体例を見ながら、看護記録にはどんな内容を書けばよいのか学んでいきましょう。

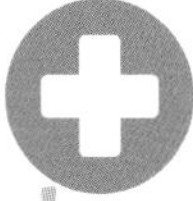

書くべき内容

記録は適切な表現を用い、誰が読んでも同じ意味で捉えられるように書くことが大切です。そのための記録方法を確認しましょう。

①患者や家族からいつ看護記録の情報開示を求められても大丈夫、という心構えを持ち、患者・家族が理解できる記載方法・表現を心がけることが大切。
②正確な情報を記載するのはもちろんのこと、不適切な表現を用いないようにする。
③次項「書いてはいけない5つのポイント」に列挙されているポイントについて学ぶ。

書いてはいけない5つのポイント

気付いているようで気付いていない、ついついやってしまう看護記録の良くない表現について、5つのポイントをまとめました。以下のポイントについて、自分の記録は大丈夫なのか確かめてみましょう。

①造語・略語、院内規定にない表現
②誤解を招くような表現
③人権を侵害する表現
④命令的な表現
⑤記録の漏れ

書くべき内容と書いてはいけない内容をしっかりと理解しましょう。
ベテラン看護師

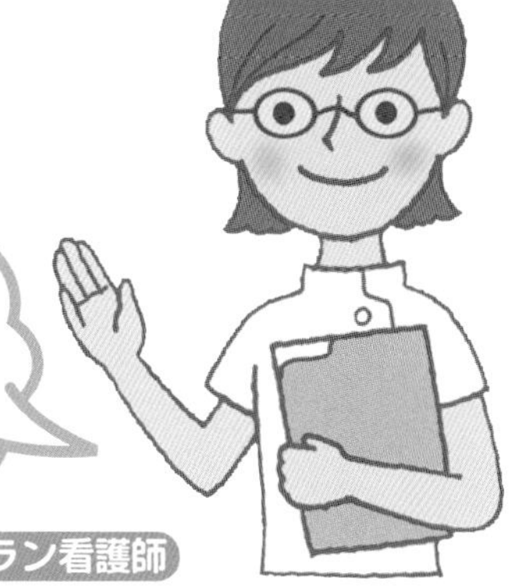

●造語・略語、院内規定にない表現

QQ車、R苦、HT、ケモ、マーゲンチューブ、ステる、アポる、タキる、フラット、プシコなど、造語、略語、院内規定にない表現について、よくある間違いと正しい記録を見てみましょう。

よくある間違い記録：例❶

10時頃、夫と共にQQ車で搬送。R苦あり。既往にDM、HTある。

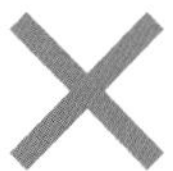

正しい記録

10：05　夫と共に救急車で搬送される。呼吸苦症状が見られる。既往歴に糖尿病、高血圧がある。

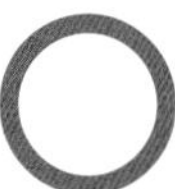

略語を使うことで、簡潔な記録になっていますが、記録を読む立場になると、略語ばかりで逆に読みにくく、理解がしにくいと感じます。略語の使いすぎには注意しましょう。

よくある間違い記録：例❷

2：30　HR 0モニター上でフラットとなる。家人付き添いのもと、○○医師によりステルベン確認。

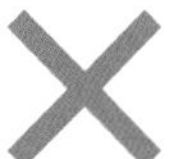

正しい記録

2：30 心拍数0/分 心電図モニターの波形はほぼ平坦になる。家人付き添いのもと、○○医師により死亡確認される。

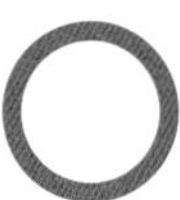

医療用語を多用した記録は、医療者間のみで理解できる記録になってしまいます。特に臨終の際の記録など、カルテ開示の対象となりやすい場面では、記録方法に注意が必要です。医療者以外の人が読んでも理解でき、誤解を招かないような記録にすることが重要です。

よくある間違い記録：例❸

5プロツッカーiv。

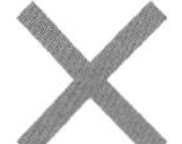

正しい記録

5%ブドウ糖液を点滴静注する。

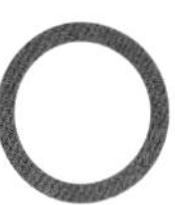

「プロ（%）」や「ツッカー（ブドウ糖液）」、「ワッサー（注射用蒸留水）」などは、医療現場でよく使われる言葉です。

医療業界で慣用的に使われていますが、新人看護師や略語に慣れていない方からすると、いったい何を意味するのかよくわからないという意見も多くあることでしょう。

医療用語を覚えることも重要ですが、相手に伝わるよう配慮することも同じくらい重要です。

▼院内規定略語（例）

No	略語	意味
1	St	学生
2	AN	アソシエートナース
3	PN	プライマリーナース
4	ENT	退院
5	VF	嚥下造影
6	GIF	胃カメラ
7	気切	気管切開
8	VE	咽頭ファイバー
9	X-P、XP	エックス線写真
10	C-CT、H-CT	腹部CT、頭部CT
11	BI	バーセルインデックス
12	1w	1週間
13	1T	1錠（内服薬で使用）
14	TEL	電話
15	T、BT、KT	体温
16	BP	血圧
17	P、HR	脈拍、心拍数
18	Wt	体重
19	Sat、SpO_2	酸素飽和度
20	G-up	ギャッジアップ
21	P-トイレ	ポータブルトイレ
22	膀洗	膀胱洗浄
23	陰洗	陰部洗浄
24	NG（N/G）チューブ	経鼻栄養チューブ
25	W/C	車椅子
26	軟・普・多・中・少	便・痰の性状や量を記載

27	1°	1時（時間を示す）
28	r.a	ルームエアー
29	体交	体位交換、体位変換
30	Br	バルーンカテーテル
31	LE	レシカルボン坐薬
32	GE	グリセリン浣腸
33	ボルタレンsp	ボルタレン坐薬
34	GW	ガーゼ交換
35	I.V	静脈注射
36	P.O	経口投与
37	ED	浮腫
38	パンカマ	パントシンと酸化マグネシウム
39	BS、DX	血糖
40	Ns	看護師
41	Dr	医師
42	Pt	患者
43	MSW	医療ソーシャルワーカー
44	PT	理学療法
45	OT	作業療法
46	ST	言語療法
47	RH	リハビリ
48	MT	病状説明
49	IC	インフォームドコンセント
50	PEG	胃瘻・胃瘻造設術
51	THA	全人工股関節置換術
52	TKA	全人工膝関節置換術
53	CF	大腸ファイバー
54	CAG	心臓血管造影法
55	ECG	心電図
56	DNR	蘇生拒否
57	CPA	心肺停止
58	VS	バイタルサイン
59	O_2	酸素
60	Hr	尿
61	B.B	清拭
62	MC	口腔
63	BT	膀胱留置カテーテル
64	DIV	点滴
65	IVH	高カロリー輸液
66	CV	中心静脈

「マーゲンチューブ」という記載をときどき見ますが、これって言葉の意味をよく考えるとおかしなところがあります。「マーゲン=胃(ドイツ語)、チューブ=管(英語)」ということで、ドイツ語と英語が混じっています。正しくは「マーゲンゾンデ」(ドイツ語)や「ストマックチューブ」(英語)、「胃管」(日本語)などと呼ぶので覚えましょう。

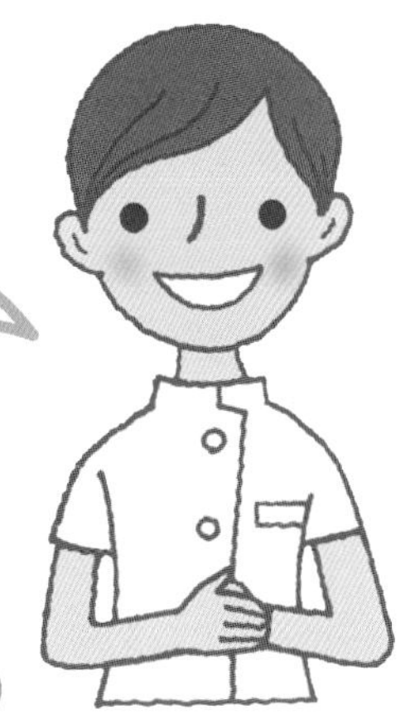

先輩看護師

●誤解を招くような表現

排便+-、排尿多少、体温↑↓といった略記法、あいまいな表現、看護師の推論を断定的に書く 例:ナースコールを押さずに勝手に動いている、自分から動く気がない、腹が立って拒否をした、備忘録程度の記録 例:著変なし、特変なし、不変、良眠中、熟眠している、np ──など、誤解を招くような表現について、よくある間違いと正しい記録を見てみましょう。

よくある間違い記録:例❶

排便(++)。

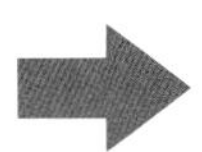

正しい記録

排便多量、1回。

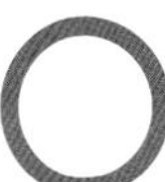

排泄に関する項目でよく用いられるものに(+)や(-)といった表現方法があります。それぞれ「排便あり」や「排便なし」という意味で使われることが多いです。

例えば、排便(++)とすると、これは「排便多量」なのか「排便2回」なのか、見る人によって認識が異なりますよね。誤解を招きやすい表現になるので気を付けましょう。

ベテラン看護師

よくある間違い記録：例②

昼食後、勝手に車椅子からベッドに移り横になっている。

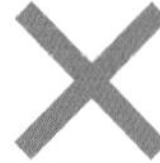

正しい記録

食事が終わったらナースコールを押してもらうよう説明をしたが、昼食後、訪室すると車椅子からベッドに移り横になっていた。

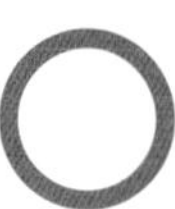

「勝手に」という表現には、「自分だけに都合がよいように行動する」という意味があります。説明したことについて、看護師だけが都合がよいように解釈し、患者がベッドへ移った理由や気持ちを考慮していない表現になります。

看護師だけではなく、患者の思いや患者の置かれた状況にも配慮する必要があります。
先輩看護師

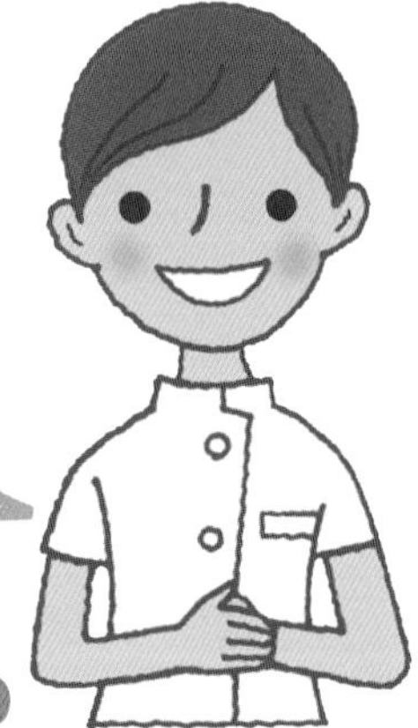

よくある間違い記録：例③

軽介助で車椅子に乗る。

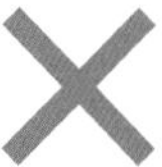

正しい記録

両脇を支えることで、独歩でゆっくりと車椅子に乗ることができる。

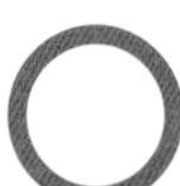

「軽介助」という表現では、具体的にどれくらいの介助をしたのか不明です。

人によって、介助量の考え方が異なりますので、実際にどのような介助を行ったのか、客観的に判断しやすい記載をすることが大切です。

よくある間違い記録：例④

バイタル著変なし。

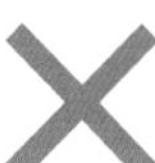

正しい記録

BT 36.5℃、P 78/分、BP 124/78mmHg、SPO_2 98%　バイタルサインに異常は見られない。

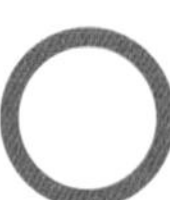

「著変なし」や「np」(no problem)、「plan do」という表現は、臨床の現場でもよく見かけますが、適切ではありません。

何をもってそう考えたのか、根拠となる記述がはっきりとしていればよいですが、そうでない場合も多くあります。誰が読んでも同じようにわかる記録を心がけましょう。

「排便(+)」といった表現は必ずしも悪い表現方法ではありません。文章で書くよりも簡潔でわかりやすいですからね。自分のメモ書き程度であれば差し支えないでしょう。

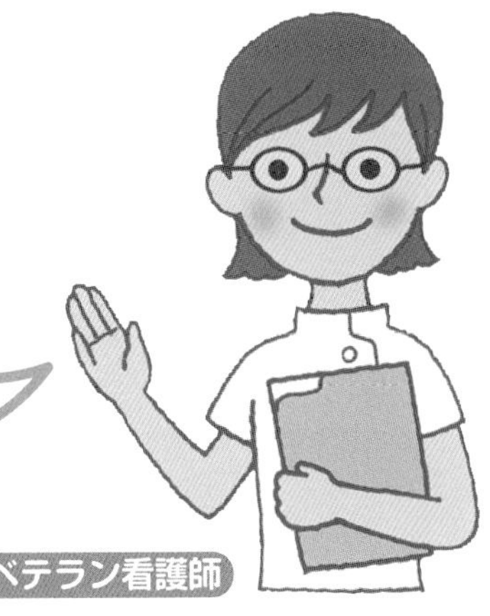

●人権を侵害する表現

「女性なのに」「黒人」「在日」「老人」「貧乏」「かたわ」「頑固」「わがまま」「しつこい」「気難しい」「ボケている」「理解力が低下している」「暴言を吐く」「苦情がある」など、人権を侵害する表現、誤解される表現について、よくある間違いと正しい記録を見てみましょう。

よくある間違い記録：例❶

「お前は誰だ。出ていけ」と暴言を吐かれる。

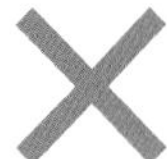

正しい記録

「お前は誰だ。出ていけ」といわれる。

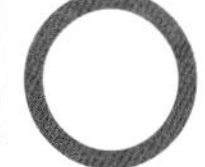

暴言は、言葉の暴力とも表現されます。他者を傷付けるような発言を表す言葉であるため、患者が医療者に対して言葉の暴力を振るったという意味で捉えられてしまいます。

患者の強い口調を暴言と表現するのは好ましくありません。患者が話す事実をありのまま表現するのが適切です。

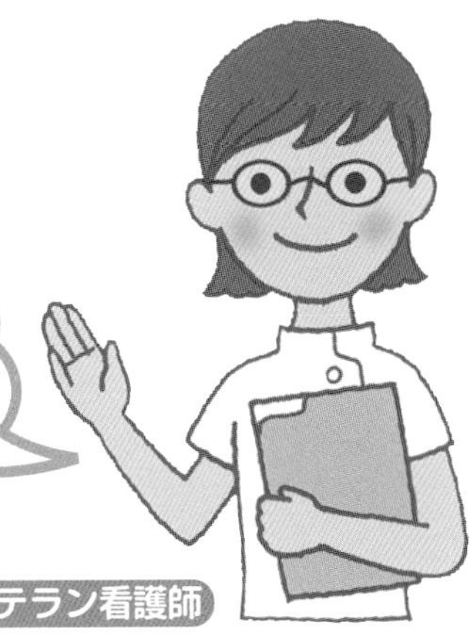

よくある間違い記録：例❷

昼食時、スプーンを使って摂食していただくよう数回促すが、皿ごと口に運んでいる。ボケ症状があり、スプーンを使えていない。

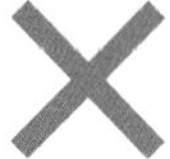

正しい記録

昼食時、スプーンを使って摂食していただくよう数回促すが、皿ごと口に運んでいる。何度も説明するが理解してもらえず、スプーンを使えていない。

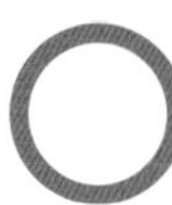

「ボケ（呆け）」というのは、人権を侵害する代表的な表現の1つです。

昨今、「痴呆症」が「認知症」と名称変更されるなど、「呆ける」という意味合いにならないよう配慮されています。以前は使用されることもありましたが、現在では、不適切な表現として覚えておきましょう。

よくある間違い記録：例❸

患者の家族から、転倒した理由と転倒したときの状況・対策についてしつこく聞かれる。

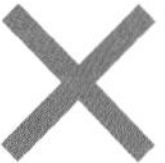

正しい記録

患者の家族から、転倒した理由と転倒したときの状況・対策について何度も繰り返し聞かれる。

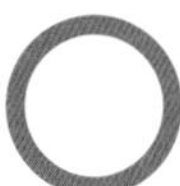

しつこいとは「執拗い」と書きます。「1つのことに執着して離れようとしない」「執念深い」という意味になります。相手に嫌悪感を抱いているような印象を受けますので、控えたほうがよいでしょう。

よくある間違い記録：例❹

トイレにて排泄後、ナースコールを押してもらうよう説明する。「はい」と返事があるが、再度様子を見に行くとすでに自己で車椅子に移乗していた。返事はあるが、理解力が低下していると考えられる。

正しい記録

トイレにて排泄後、ナースコールを押してもらうよう説明する。「はい」と返事があるが、再度様子を見に行くとすでに自己で車椅子に移乗していた。返事はあるが、理解が得られていないと考えられる。

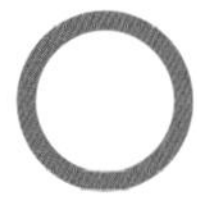

「理解力の低下」や「理解が悪い」といった表現は、患者を否定的に捉えるものになります。人権に関わる表現になりますので気を付けましょう。
ベテラン看護師

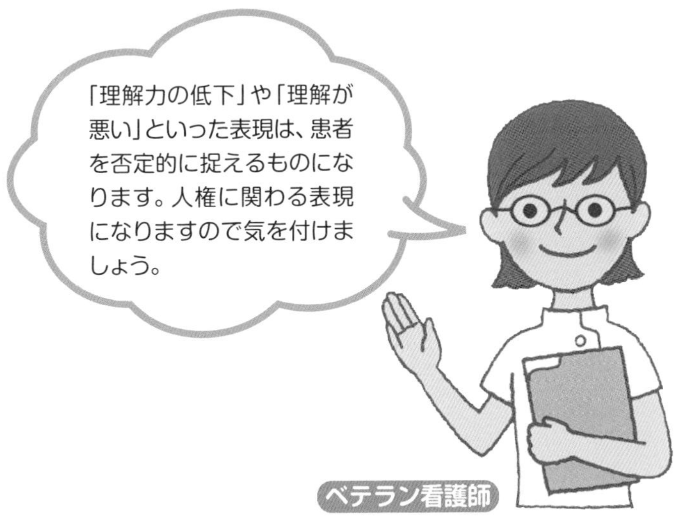

●命令的な表現

実施させる、やらせる、従わない、いってもやらない、医師に上申するなど、医療者が優位であるように感じさせる表現について、よくある間違いと正しい記録を見てみましょう。

よくある間違い記録：例❶

説明し、やらせてみるができない。

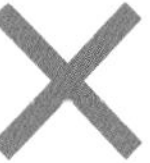

正しい記録

説明し、実施してもらうができない。

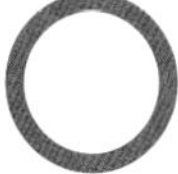

「やらせる」や「～をさせる」という表現は、命令に当たります。上の立場の者から下の立場の者へ指示するという意味になり、あたかも看護師が優位であるかのような表現になっています。患者と看護師の間に上下関係はない、ということを意識した記録にしましょう。

よくある間違い記録：例❷

「右手を挙げてください」と説明するが、指示に従わない。

×

正しい記録

「右手を挙げてください」と説明するが、実施しない。

○

「指示動作」というものがありますが、これはある指標に基づいて患者の状態をアセスメントする際に用いるものです。「指示」は「指図すること、命令」という意味です。患者に指示するといった命令的な表現ではなく、「説明する」といった表現を用いるようにしましょう。

よくある間違い記録：例❸

○○医師に上申する。

×

○○医師に指示を仰ぐ。

×

正しい記録

○○医師に報告する。

○

○○医師から指示を受ける。

○

「上申する」とは「意見を上の者に申し述べる」という意味です。また、「○○先生に指示を仰ぐ」といった表現もよくありません。看護師よりも医師のほうが上の立場であり、尊敬語を使うのは当たり前、というのは間違いです。

医療者間では同僚として考えましょう。目上の方に丁寧語を使うのはよいのですが、「医師だから」という理由で丁寧語を使うのは不自然です。

医療者－医療者、医療者－患者の間には、立場の違いはあれど、どちらが優位であるといった概念は存在しないことを意識しましょう。

年配の方や目上の方に対する尊敬や丁寧な対応は大切ですが、必要以上の敬意は、逆にどちらかを優位に立たせる効果を招くので、ほどほどにしましょう。
ベテラン看護師

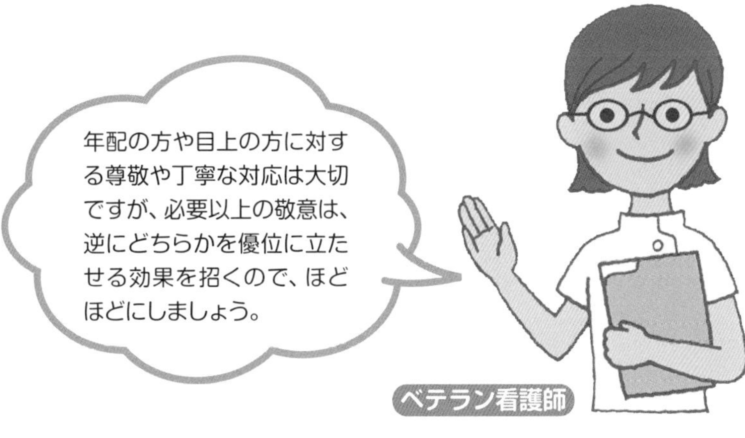

●記録の漏れ

- 年月日、時刻、5W1Hが明確でない、サインの漏れ
- 記録忘れ、記録が途中で終わっている
- 口頭指示の記録漏れ（例：医師に報告し、電話で○○の指示を受け、実施する…などの記録がない）
- 退院・転院時の看護サマリーにおける、最終排便記録の漏れ
- 修正ペンを用いて修正する、鉛筆で書いた記録がある

　こういった記録の漏れ、不適切な修正方法について、よくある間違いと正しい記録を見てみましょう。

よくある間違い記録：例❶

ベッドサイドにて転倒しているのを

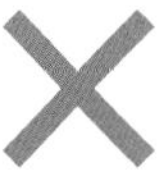

正しい記録

6/20　5：35　ラウンドのため訪室すると、ベッドサイドで仰臥位になり倒れているのを発見する。

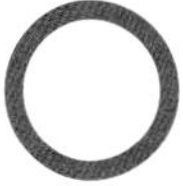

　5W1Hを明確にした記録にする必要があります。また、転倒した場面を見ているわけではないので、「転倒している」と書くのは不適切です。さらに、記録の途中で席を外したためか、記録が途中で途切れています。最後まできちんと書く必要があります。

よくある間違い記録：例❷

抑制が必要か？

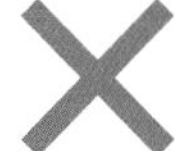

正しい記録

抑制が必要かどうかチームでカンファレンスを行う必要がある。

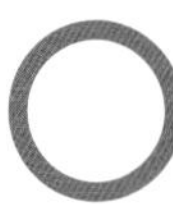

アセスメント欄に「〜か？」と書かれた記録をときどき見かけますが、これではアセスメントではなく単なる疑問で終わってしまっています。

「〜と考えられるから、どうしていく必要があるのか」というところまで書くのが適切です。

よくある間違い記録：例❸

最終排便　（　月　日）

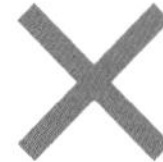

正しい記録

最終排便　（6月10日）

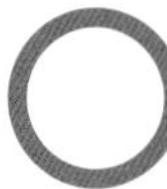

退院時の看護サマリーにおいて、退院直前の排便状況など、退院日当日に書く必要がある情報は退院直前まで記載しないことがあります。そして、記載を忘れたまま看護サマリーを渡し、退院してしまうこともあります。

そのような記載漏れがないように、直前に書く必要がある項目は、目印を付けるなどして忘れないような工夫が必要です。

正しい記録にするために

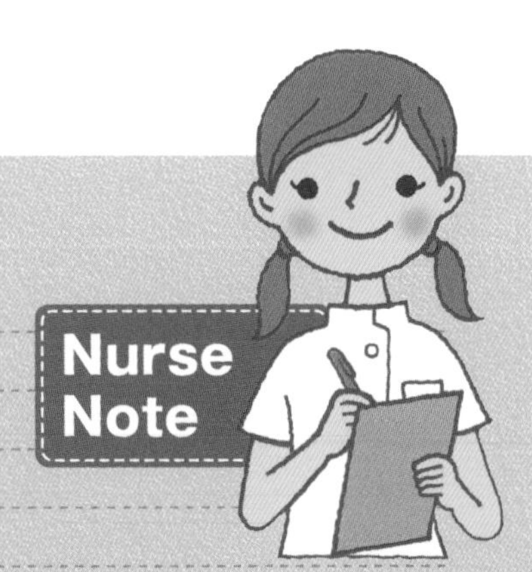

- 院内規定にある略語を使う。
- 見る人によって認識が異なることに対する表現は注意する。
- 人権に配慮した記載を心がける。
- 医療者同士、医療者と患者の間に優劣はない。

記録は書いたあとに見直しをしましょう。

個人情報であること

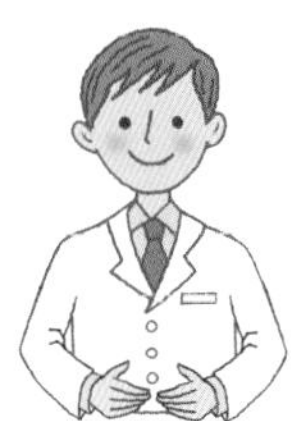

臨床の現場では、様々な個人情報が行き交っています。昨今、個人情報の流出が社会的な問題となる事案が増加しており、医療分野でもその取り扱い方法と管理の仕方が見直されました。
ここでは、個人情報保護が重要となった背景と、どんなものが個人情報に当たるのかを確認していきましょう。

個人情報保護が重要となった背景

「個人情報の保護に関する法律」(以下、個人情報保護法)は、携帯電話やパソコンなどの普及に伴い、個人情報の利用が著しく拡大したことを受け、個人の権利と利益を保護する目的で平成15年に制定され、平成17年4月より全面施行となりました。

個人情報保護法における「個人情報」とは、生存する個人に関する情報とされ、氏名や生年月日等の記述により特定の個人が識別され得る情報をいいます。そのため、死者に関する情報や一般に普及しているドメインのメールアドレスは、個人情報とは定義されていません。

これまで、医療の中では安易に個人の情報が扱われてきた側面があることは否めません。例えば、研究調査のアンケート回収箱がいつまでも目に付くところに置いてあったり、面会簿が無造作に放置されていたり、病名や治療方法などが隣ベッドの患者に聞こえていたり……といった状況がありました。

法律制定を機会に、保健・医療・福祉の分野においてもこのような状況が見直され、個人情報の適切な取り扱いが考慮されるようになりました。

看護研究で個人を特定しない旨の一文を加えたり、病室のネームを出してよいか患者に確認したり、個室でICを行うといったことが徹底されるようになったのも、個人情報に配慮するという背景が理由になっています。

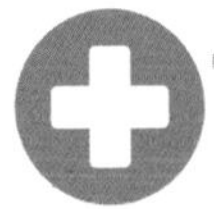

すべての情報は個人情報

個人情報と聞いて、パッと思い浮かぶものはなんでしょうか？

日常生活で一般的に個人情報といわれるものは、住所、氏名、年齢、生年月日、性別、連絡先といった具合でしょうか。医療現場では、業務上知り得た患者の情報というのは、すべて個人情報に当たります。

ゆえに、もちろん上記のものはすべて個人情報に当たりますが、さらに病名や病状、診療録、治療方針など、医療現場独特の情報であっても個人情報と見なされます。入院時にアナムネとして聴取する用紙には、以上のことがほとんど網羅されており、特に取り扱いに注意すべきものとなります。

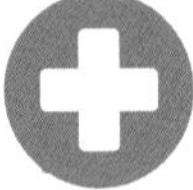

個人情報に該当するもの

厚生労働省が作成した「医療・介護関係事業者における個人情報の適切な取扱いのためのガイドライン」によると、

> 個人情報とは、氏名、性別、生年月日等個人を識別する情報に限られず、個人の身体、財産、職種、肩書き等の属性に関して、事実、判断、評価を表すすべての情報であり、評価情報、公刊物等によって公にされている情報や、映像、音声による情報も含まれ、暗号化されているか否かを問わない。

とされています。

以下に具体例をまとめました。

個人情報に該当するもの
住所、氏名、年齢、生年月日、性別、連絡先、病名、病状、既往歴、診療録、治療方針、処方箋、手術記録、助産録、看護記録、検査所見記録、エックス線写真、紹介状、退院した患者に係る入院期間中の診療経過の要約、調剤録 など

最近では性別の情報が取り扱い注意となっています。
性の多様性として、トランスジェンダーやLGBTQへの理解が進んでいる背景から、「男性」「女性」といったことを決め付けるのはやめようという考え方もあります。

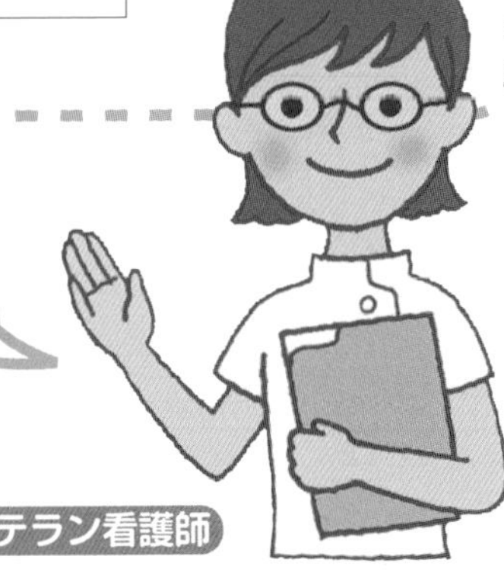

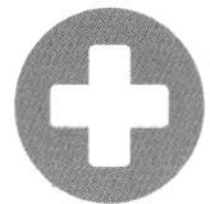

個人情報の匿名化

院内の勉強会などで個人情報を扱う場合もあります。その場合、利用する情報から、個人を特定できるような情報を取り除く(個人情報を匿名化する)ことで利用できます。

例えば、氏名、生年月日、住所等、個人を識別する情報を取り除いたり、顔写真において、目の部分にマスキングをしたりすることで、特定の個人を識別できないようにすることが大切です。

また、院内で利用する場合には、患者IDや病棟と部屋番号などで特定できる場合もあります。そのため、患者を特定できるような符号や番号なども隠す必要があるので、注意が必要です。

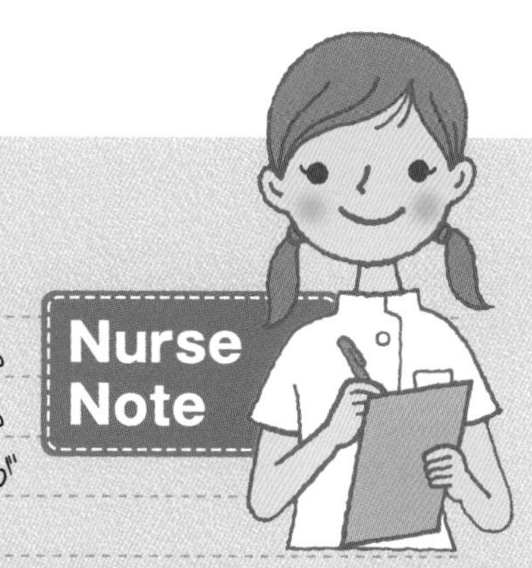

個人情報の取り扱い

- 業務上知り得た患者の情報はすべて個人情報。
- 死者の情報は個人情報とは定義されていない。
- 公の場で利用する場合は、個人情報の匿名化が必要。

医療現場での個人情報の取り扱いには十分注意しましょう。

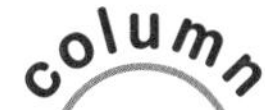

そのお話、周囲の人に聞こえていませんか?

あなたは患者と一対一で話していたつもりでも、実は周りの人に聞こえてしまっていた……なんていう経験はありませんか? 「病室において、カーテンで区切ってあるものの、実は隣のベッドの患者に聞こえていた」、「廊下で話していたことが、実は部屋の中まで筒抜けだった」、「待合室で話していたことが、待合室を訪れた人全員に聞こえていた」というように、意図せず個人情報が流出してしまうことがあります。話す場所や話す内容、近くに誰がいるのかということに気を配りながら、お話をしましょう。

カルテの略語はほかにもあるの？

カルテでよく見る医療用語は、ほかにもたくさんあります。

●処方

R、Rp ➡ 処方せよ
R/O、RO ➡ 除外（処方なし）
v.d.e（vor dem Essen）、a.c（ante cibos）➡ 食前
n.d.e（nach dem Essen）、p.c（post cibos）➡ 食後
z.d.e（zwichen dem Essen）、i.c（inter cibos）➡ 食間
v.d.s（vor dem Schlafengehen）、h.s（hora somni）➡ 就寝前
1×、QD ➡ 1日1回
2×、b.i.d（bis in die）➡ 1日2回
3×、t.i.d（ter in die）➡ 1日3回
4×、QID ➡ 1日4回
p.r.n（pro re nata）➡ 必要により
Pulv ➡ 散剤
Lot ➡ ローション
Garg ➡ 含嗽剤
Supp ➡ 座薬
O.D（Oculus dexter）➡ 右目
O.L（Oculus laevus）➡ 左目
O2（Oculus X2）➡ 両目

●投薬

po ➡ 経口
supp ➡ 挿肛
i.m ➡ 筋肉注射
i.v ➡ 静脈内注射
s.c ➡ 皮下注射
DIV（Drip infusion in vein）➡ 点滴静脈注射

●処置

Tx ➡ 処置
デブリードメント（デブリ）➡ 壊死組織除去
ルンバール ➡ 腰椎穿刺（せんし）

●その他

ADM（admission）➡ 入院
ENT（独：Entlassen）➡ 退院
Diag または Dx（Diagnosis）➡ 診断
Susp（Suspicion）➡ 疑い
グル音 ➡ 腸蠕動音
エア（air）入り ➡ 肺の呼吸音
Kot（コート）➡ 排便
Hr（ハルン）➡ 排尿
B.B（ベッドバス）➡ 清拭
abd（abdominal）➡ お腹
BSチェック ➡ 血糖チェック
NPO ➡ 絶飲食
W.N.L ➡ 正常範囲内
メタ ➡ 転移
A（エー）：Aorta ➡ 動脈
V（ブイ）：Vein, Vena（ラテン語）➡ 静脈
GE（ジーイー）➡ グリセリン浣腸
ラウンド ➡ 巡視
包交（ほうこう）➡ 包帯交換。創部に当ててあるガーゼ等の交換
齲蝕（うしょく）➡ 虫歯
欠伸（けっしん）➡ あくび
噫気・噯気（あいき）または おくび ➡ ゲップ
嚥下（えんげ）➡ 口の中に入れたものを飲み込むこと
悪寒（おかん）➡ 発熱のために、ぞくぞくと寒けを感じること
悪心（おしん）➡ 心持ちが悪く吐き気をもよおす感じ。むかつき
咳嗽（がいそう）➡ 空咳。痰の絡まない乾性の咳
痂皮（かひ）➡ かさぶた
眩暈（げんうん）➡ めまい
嗄声（させい）➡ かすれ声
羞明（しゅうめい）➡ 光により刺激を受け、光をまぶしく感じること
瞬目（しゅんもく）➡ まばたき
睫毛（しょうもう）➡ まつげ
心窩（しんか）➡ みぞおち
振戦（しんせん）➡ ふるえ
喘鳴（ぜいめい）➡ 息を吸い込むとき喉がヒューヒュー鳴る状態
体幹（たいかん）➡ 体肢と頭部を除いた身体
跛行（はこう）➡ 足をひきずったり、かばうように歩くこと

擦過傷（さっかしょう）➡ すりきず

Ca（cancer, carcinoma）➡ がん、悪性腫瘍

BT（バルーンチューブ）➡ 尿道カテーテルあるいは経尿道的カテーテル。尿道口から膀胱に通して導尿する目的で使用されるカテーテルのこと

サクション ➡ 吸引

レスピレーターまたはレスピ ➡ 呼吸器

抜鉤（ばっこう）➡ 創部を縫い合わせていたものがホッチキスであれば「抜糸」ではなく「抜鉤」と呼ぶ

ADL（Activities of Daily Living）➡ 日常生活を送るために必要な基本動作群のこと。具体的には歩行、排泄、食事、入浴、着脱衣など

アナムネーゼまたはアナムネ（独：Anamnese）➡ ①原病歴 ②既往歴 ③家族歴 のこと

ムンテラ（独：Mundtherapie）➡ 病状説明、説得療法、暗示療法のことだが、一般には医師または看護師が患者および家族に対し、診断・治療について説明すること

クーリング（cooling）➡ 氷冷のこと。発熱時に氷枕等で頭部、頸部、腋窩部、鼠径部、背部を氷冷する

デクビ（独：Decubitus）➡ 褥瘡（床ずれ）。長時間臥床しているときに、骨の突出した部分の皮膚および軟骨組織が、骨と病床との間で長時間の圧迫のために循環障害を起こし壊死した状態のこと

体位交換（体交）➡ 身体の同一部位での圧迫を防ぐために、数時間ごとに身体の向きを変えること

安静度（bed rest level）➡ 安静は疾病治療の基本であるが、医学的取り決めはなく、各病院病棟の医師の指示するもので、患者の状態に合わせて段階がアップされる

例）絶対安静（CBR：Complete Bed Rest）、ベッド上安静、病室内フリー、病棟内フリー

QOL（Quality Of Life）➡ 一人ひとりの人生の内容の質や社会的に見た生活の質のことを指す。つまり、ある人がどれだけ人間らしい生活や自分らしい生活を送り、人生に幸福を見いだしているか、ということを尺度として捉える概念のこと

こんなにたくさん
あるなんてびっくりだ！
勉強になるなぁ。
新人看護師

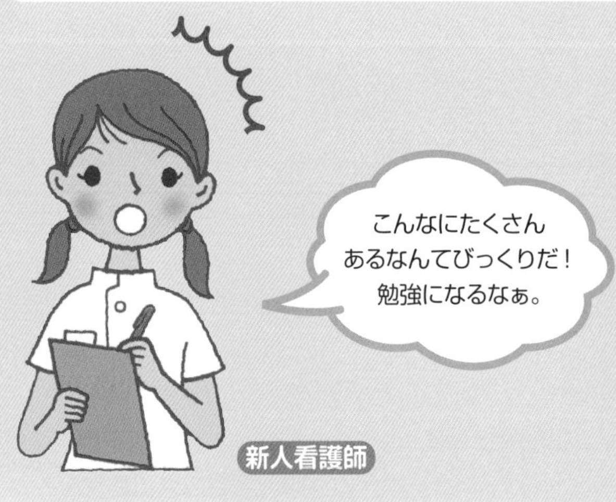

情報の共有と守秘義務

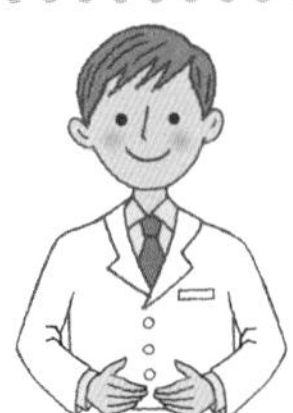

看護師は、個別性のある適切な看護を実践するために、幅広く情報収集を行います。身体面だけではなく、精神面や社会的な面にまで及ぶ、広範囲のプライベートな情報を得る機会も多いです。
ここでは、業務上知り得た情報の取り扱い方について学びましょう。

情報の共有

質の高い医療や看護を提供するために、病院内での情報共有は必須です。昨今では、電子カルテの普及と共に院内LANでどこからでも患者の情報を閲覧できる環境が整備されています。

それゆえ、容易に患者の情報を共有することができます。また、退院や転院、他院受診などの場合、院外においても保健医療福祉関係者間で情報を共有する必要が出てきます。これらにおいて、情報の共有は、適切な判断に基づいて行う必要があります。

また、情報共有の対象となる人々に、通常共有する情報の内容と必要性などをあらかじめ説明し、同意を得るよう努めたり、家族等との情報共有に際しても、本人の承諾を得るなどして、情報を共有する範囲には最大限の配慮をすることが重要です。

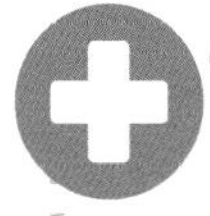

守秘義務

一方で、日本看護協会が定める**看護職の倫理綱領**の中に、次のような条文があります。

> 看護者は、対象となる人々の秘密を保持し、取得した個人情報は適切に取り扱う。

また、同様に**保健師助産師看護師法**の中にも次のような条文があります。

> 保健師、看護師又は准看護師は、正当な理由がなく、その業務上知り得た人の秘密を漏らしてはならない。保健師、看護師又は准看護師でなくなった後においても、同様とする。

これらは、看護師は業務上、知り得た情報の秘密を守るべきであるという規定です。

看護師は、個人的な情報を得る際には、その情報の利用目的について説明し、職務上知り得た情報について守秘義務を遵守する必要もあります。

カルテに記載してある診療録や看護記録など、個人情報の取り扱いには細心の注意を払い、情報の漏出を防止するよう心がけることが大切です。

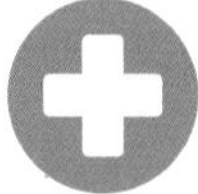

情報の漏えいによる裁判

平成24（2012）年、医療者の守秘義務に関する事件と判例です。

大分県大分市の病院に勤務する女性看護師は、平成20（2008）年6月頃、勤務先の病院に入院している19歳の患者の余命が半年であることを知りました。この患者の母親は同市で飲食店を経営しており、女性看護師の夫がその飲食店の客でした。女性看護師が患者の余命を夫に話し、その夫がその飲食店に来店した際に、「娘さん、長くないんだって。あと半年なんやろ」などといってしまいました。

飲食店を経営するこの女性は、娘の余命についてまだ主治医からはっきりと知らされておらず、客から「長くない」と聞かされ、精神的に苦痛を負い、看護師夫婦を訴えました。

裁判で、看護師の女性は、守秘義務を守らなかったとして処罰されました。

この事例は極端なケースと感じる人もいるかもしれませんが、看護師に守秘義務がある以上、内容の大小を問わず、職業上知り得た秘密を外に、漏らすということは法律違反になります。

看護師の守秘義務違反としては、「患者の病名や症状、連絡先を漏らす」といった行為が問題であることはいうまでもありませんが、「○○さんが△△病院に診察を受けに来た」といった情報の漏えいも含まれます。例えば、「有名人が自分の勤務する病院を受診した」という情報だけでも、大きな問題となり得ます。

守秘義務を守れない看護師は、医療の現場にいるべきではありません。しっかりとプロ意識を持って、現場に立ちましょう。
ベテラン看護師

看護記録と裁判の関係

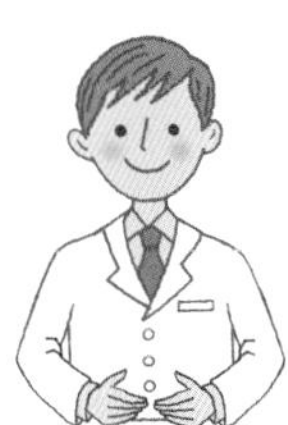

裁判において、医療事故における状況把握では、看護師の記録が参照されています。看護師がどのような認識で、どんな看護行為を行ったのかということが時系列で記録されているため、事故の状況が把握しやすいからです。つまり、看護記録は常に裁判の証拠として採用されており、重要な役割を担っているといえます。
そこで、裁判で問われる看護師の義務は次の２つです。

結果予見義務

結果の発生を予見すべき義務のことです。例えば、入院前は自宅で何度も転倒しており、長谷川式簡易知能評価スケールで30点満点中18点、歩行器を使用している患者に対して、入院中も転倒する可能性があると予見していたかどうか、ということです。

結果回避義務

結果の発生を回避すべき義務のことです。例えば、転倒する危険があると予見した患者が転倒しないように、歩行器を使ってトイレに行く際に、付き添いをしたり、排泄後にナースコールを押してもらうよう説明するなどのケアを行ったかどうか、ということです。

罪に問われる場合

医療機関は、入院患者が入院中の転倒によって身体・生命の安全を害することのないよう配慮し、転倒を防止する義務を負っています。

そのため、転倒という結果が発生する具体的な危険性を予見することができ（予見可能性）、かつ、回避することが可能であったにもかかわらず、これを怠った（結果回避義務違反）ということが認められると、予見可能性を前提とした結果回避義務違反があったということで罪に問われます。

日々のケアにおいても、予見できるリスクを回避するよう注意しながらケアを行うことが大切です。

memo

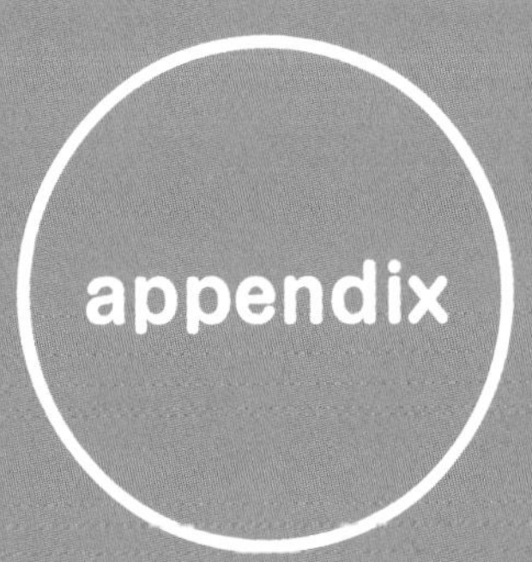

資料 記録用紙の記載例

情報収集すべき項目を組み込んで記録用紙を作成し、記載例を入れました。この資料を、情報収集やアセスメントなどの看護記録に役立ててください。

基本情報用紙

入院中の治療や看護、また退院後の生活に向けての健康回復に役立てるため、普段の生活環境や生活習慣などの情報を教えてください。記入しづらいところは空欄のままで結構です。ご記入いただいた内容は電子カルテに入力しますが、個人情報の保護に関しては厳守いたします。ご協力をお願いします。

基本情報

フリガナ　××××　×××× 氏　名　○○△△	生年月日 西暦 19XX年 1月 1日 XX歳

記入者　☑本人　☐本人以外（氏名　　）（続柄　　）

入院前の所在　☑自宅　☐病院（　　）　☐施設（　　）

緊急連絡先（＊必ず連絡のつくところにしてください。）

氏名	続柄	同居の有無	電話番号①	電話番号②
○○□□	妻	☑同居　☐別居	XXX-XXXX-XXXX	090-XXXX-XXXX
○○■■	子	☐同居　☑別居	XXX-XXXX-XXXX	080-XXXX-XXXX

介護保険　☑ない　☐ある　要支援（　）級　要介護（　）級　☐申請中
障害者手帳　☐ない　☐ある　（　）級

過去のサービスの利用　☑ない　☐ある　＊ある方は下記もチェックをお願いします。
☐往診　☐訪問看護　☐ヘルパー　☐デイサービス　☐デイケア
☐ショートステイ　☐福祉用具レンタル　☐その他（　　）

ケアマネジャー（　　）
事業者（　　）　連絡先（　　）

キーパーソン　氏名（ ○○□□ ）　続柄（ 妻 ）

既往歴　＊いままでにかかった病気があればご記入ください。

いつ頃	年齢	病名	手術の有無（いつ頃）
平成7 年	XX 歳	糖尿病	☐ある（　年　月　日）☐ない
平成20年	XX 歳	胃がん	☑ある（平成20年 8月 1日）☐ない
年	歳		☐ある（　年　月　日）☐ない
年	歳		☐ある（　年　月　日）☐ない
年	歳		☐ある（　年　月　日）☐ない
年	歳		☐ある（　年　月　日）☐ない

輸血はしたことがありますか？　☑ない　☐ある　☐不明

入院時の状態

1. 薬や食べ物で湿疹が出たり、体調が悪くなること（アレルギー）はありますか？
   ☐ ない ☑ ある ＊ある方は下記もチェックをお願いします。
   ☐ 薬（ ） ☐ 食べ物（ ） ☐ 輸血製剤
   ☐ 金属 ☐ 絆創膏 ☑ アルコール剤 ☐ その他（ ）
2. ご面会について制限はありますか？ ☐ ない ☐ ある ＊ある方は具体的にお書きください。
   （ ）
3. ベッドネームや病室の名前の表示は行ってもよろしいですか？
   ☑ はい ☐ いいえ
4. 退院先の希望をお聞かせください。
   本人：☑ 自宅 ☐ 施設 ☐ 転院 ☐ 不明
   家族：☑ 自宅 ☐ 施設 ☐ 転院 ☐ 不明

ヘルスプロモーション（健康管理について）

1. 病気や治療についての説明はありましたか？
   ☐ ない ☑ ある ＊ある方は具体的にお書きください。
   （食欲不振、体重減少の原因について精査し筋力低下に対するリハビリを行います。）
2. 健康を守るためにやっていることはありますか？
   ☑ ない ☐ ある ＊ある方は下記もチェックをお願いします。
   ☐ 食事（ ）
   ☐ 運動（ ）
   ☐ 健康食品（ ）
3. タバコは吸いますか？
   ☐ はい ☑ いいえ ☐ やめた ☐ 不明
   喫煙期間（ ）歳 ～（ ）歳
   喫煙本数（ ）本/日
4. お酒は飲みますか？
   ☐ 毎日飲む ☐ ときどき飲む ☑ やめた ☐ 飲まない
   飲酒期間（XX）歳 ～（XX）歳
   1日の飲酒量（ビール2杯、焼酎一杯、日本酒一合） お酒の種類（ビール、焼酎、日本酒）

栄養・代謝

1. 現在の身長と体重をお書きください。
   身長（ 170 ）cm 体重（ 50 ）kg
2. 体重の変化がありますか？
   ☑ 変化なし
   ☐ 増加（ ）kg/（ か月または 日）
   ☐ 減少（ ）kg/（ か月または 日）

3. 現在減量中ですか？
☑いいえ　□はい（□食事療法　□運動療法）

4. 食事についてお聞きします。

1）食事の回数　1日（ 3 ）回

2）主食で多いのはなんですか？
☑米飯　□おかゆ　□パン
□その他（　　　　　　）

3）副食のかたさや形はどのようなものですか？　＊その他の方は具体的にお書きください。
☑普通　□その他（　　　　　　）

4）現在食欲はありますか？
☑ない　□ある

5）間食はしますか？
☑しない　□する（　　　　　　）

6）食習慣についてお聞きします。
□規則的　☑不規則

7）偏食はありますか？
☑ない　□ある

8）1日に水分はどの程度飲まれますか？（ 400 ）ml

5. 歯の状態についてお聞きします。

1）入れ歯はありますか？　□ない　☑ある　＊あるの方は下記もチェックをお願いします。
□上だけある　☑下だけある　□上下ともにある
□総入れ歯　□部分入れ歯

2）動揺歯（グラグラの歯）はありますか？
☑ない　□ある　（場所：　　　　　　）

6. 皮膚の状態で何かお困りのことはありますか？
☑ない　□ある　＊あるの方は具体的にお書きください。
（　　　　　　）

7. 飲み込みにくいことはありますか。　☑ない　□ある

排泄

排尿についてお聞きします。

1. 尿回数　昼間（ 3 ）回　夜間（ 2 ）回
2. 排尿の失敗はありますか？　☑ない　□ある
3. 尿意は我慢できますか？　□できる　☑できない

排便についてお聞きします。

1. 便通　□毎日　□2日に1回　☑3日に1回　□4日に1回　□その他
2. 下剤は飲んでいますか？　☑いいえ　□はい
3. 便秘のとき、何かしていますか？　☑いいえ　□はい　＊はいの方は下記チェックをお願いします。
□内服　□浣腸　□坐薬　□摘便
□その他（　　　　　　）

活動・休息

1. 睡眠時間は何時間くらいですか？（ 7 ）時間
2. 就寝時間は何時ですか？（ 11 ）時
3. 熟睡感はありますか？ ☑ある □ない ＊ないの方は下記もチェックをお願いします。
   理由 □痛み □夜間の排尿 □心配事 □昼寝をしている
   □その他（ ）
   眠るために何か工夫をされていますか？
   ☑いいえ □はい ＊はいの方は具体的にお書きください。
   （ ）
4. 睡眠薬は飲んでいますか？ □はい ☑いいえ
5. いびきはありますか？ □ない ☑ある
6. いままで何か運動をされていましたか？ ☑いいえ □はい
   ＊はいの方は具体的にお書きください。（ ）
7. 趣味はありますか？ □ない ☑ある
   ＊あるの方は具体的にお書きください。（ 絵画 ）
8. 疲れやすいですか？ ☑はい □いいえ
9. 身体が弱っていると感じますか？ ☑はい □いいえ
10. 注意力や集中力がなくなったと感じますか？ ☑はい □いいえ
11. 息苦しさやせき、たんはありますか？ ☑ない □ある
   ＊あるの方は具体的にお書きください。（ ）

認知・知覚（感覚について）

1. 人物や場所、時間がわからなくなることはありますか？
   ☑ない □ある（□人物 □場所 □時間）
2. 認知の問題はありますか？ ☑ない □ある ＊あるの方は下記もチェックをお願いします。
   ☑集中力が低下している、注意力が散漫
   □環境の変化による感情の起伏が大きい（興奮しやすい）
   □無気力になっている
   □認知能力が日や時間によって変化する
   □幻覚・妄想がある
   □支離滅裂な会話が見られる
   □痴呆 □せん妄 □徘徊 □パニック障害
3. 吐き気はありますか？ ☑ない □ある（いつ頃から： ）
4. 現在痛みはないですか？ ☑ない □ある ＊ある方は具体的にお書きください。
   1）いつ頃からですか？（ ）
   2）痛みの場所はどこですか？（ ）
   3）どのような痛みですか？（ ）
   4）どのように痛みを和らげていますか？ □薬 □その他（ ）
   5）痛みの始まり方はどのようですか？ □突然 □徐々に □体動時
   6）痛みの間隔はどのくらいですか？（ ）
5. ほかに日常生活に影響が出るような症状はありますか？
   ☑ない □ある ＊ある方は具体的にお書きください。（ ）

感覚についてお聞きします。

1. 視力に問題がありますか？　☐ ない　☑ ある
2. 視力矯正していますか？　☐ いいえ　☑ はい（☑眼鏡　☐コンタクト）
3. 聴力に問題がありますか？　☑ ない　☐ ある　＊あるの方は下記もチェックをお願いします。
   ☐ 難聴（☐ 右　☐ 左　☐ 両耳）　☐ 補聴器（☐ 右　☐ 左　☐ 両耳）
4. 感覚に異常を感じますか？　☑ ない　☐ ある　＊あるの方は下記もチェックをお願いします。
   ☐ 臭いがしない（臭覚）　☐ 味がしない（味覚）　☐ 触った感じがしない（知覚）
   ☐ しびれる（知覚）

自己知覚・自己概念（ご自分の気持ちについて）

1. 入院による気持ちの変化についてお聞きします。
   ☐ 希望を持つことができない　☐ ひきこもる　☐ 満足　☐ 恐怖感がある
   ☑ 状況をコントロールすることができない　☐ 不安感がある　☐ 病状に対する苦悩がある
   ☐ うつ状態　☐ 希望に満ちている　☑ 神経質になってしまう　☐ 消極的になってしまう
   ☐ 安心感がある　☐ イライラする　☐ その他（　）
2. 病気による気持ちの変化についてお聞きします。
   ☐ 希望を持つことができない　☐ ひきこもる　☐ 満足　☐ 恐怖感がある
   ☐ 状況をコントロールすることができない　☑ 不安感がある　☐ 病状に対する苦悩がある
   ☐ うつ状態　☐ 希望に満ちている　☐ 神経質になってしまう　☑ 消極的になってしまう
   ☐ 安心感がある　☐ イライラする　☐ その他（　）

役割関係（介護やご家族のことについて）

1. 介護に対する患者様の希望をお聞かせください。
   （　）
2. 介護に対するご家族の希望をお聞かせください。
   （　）
3. 家族関係について何かありましたら、ご記入ください。
   （　）
4. 就業されていますか？
   ☐ いいえ　⇒　復帰する予定はありますか？　☐ ない　☐ ある
   ☑ はい　職業　現在（　）　過去（　）
5. 経済状況についてお聞きします。
   ☑ 自立　☐ その他（　）
6. 社会的活動・奉仕活動への参加はされていますか？　また、好きな遊びや趣味はありますか？
   ☑ いいえ　☐ はい（　）
7. 家族構成についてお聞かせください。（相談できる人や介護者、その家族などを記入してください。）

氏名	年齢	続柄	同居の有無	
○○□□	65	妻	☑ 同居　☐ 別居	
○○■■	40	子	☐ 同居　☑ 別居	
			☐ 同居　☐ 別居	
			☐ 同居　☐ 別居	
			☐ 同居　☐ 別居	
			☐ 同居　☐ 別居	

主に介護される方についてお聞きします。
1. 介護者を支えてくれる人はいますか？　□ いない　□ いる（　　　）
2. 介護の経験はありますか？　□ ない　□ ある
3. 介護に費やせる時間をお聞かせください。（　　　　）
4. 介護に対しストレスを感じていますか？
□ いいえ　□ はい　＊はいの方は下記もチェックをお願いします。
□ 自分の健康問題　□ 息抜きやレクリエーションが不足している
□ 患者との人間関係　□ 休息が十分にとれない疲労　□ 支援がない・支援が利用できない
□ 経済的困難　□ その他（　　　）

性的機能

1. 性に関して相談したいことがありますか？　☑ ない　□ ある

女性の方に、月経についてお聞きします。
2. 現在月経はありますか？　□ ない　□ ある
3. 月経に伴う不快症状はありますか？
□ ない　□ ある　＊ある方は下記もチェックをお願いします。
□ 下腹部痛　□ 貧血　□ 腰痛　□イライラする　□ その他（　　　　）
4. 妊娠歴はありますか？　□ ない　□ ある　□ 現在妊娠中

コーピング（ストレスについて）

1. 今回の入院のほかにストレスとなるような大きな生活上の変化はありますか？
☑ ない　□ ある　＊ある方は具体的にお書きください。（　　　　）
2. 支えになる人、相談する人はいますか？
□ いいえ　☑ はい　＊はいの方は下記もチェックをお願いします。
☑ 配偶者　□ 子ども　□ 父親　□ 母親　□ 兄弟　□ 友人　□その他（　　　）
3. 困難や嫌なことが起きたとき、どのような行動をされますか？
□ 我慢する　□ 無表情になる　☑ 解決方法を探す　□ 暴れる　□ 泣く
□ 食事を食べない　□ 怒る　□ 頭痛などを訴える　□ 誰かに相談する
□ その他（　　　　）

価値・信念

1. 信仰・宗教など、医師や看護師に伝えておきたいことがありますか？　☑ ない　□ ある
＊ある方は具体的にお書きください。（　　　　）

以上です。ご協力ありがとうございました。

確認日	確認者	確認日	確認者	確認日	確認者	確認日	確認者
20XX 2 1	田中						
年　月　日		年　月　日		年　月　日		年　月　日	
年　月　日		年　月　日		年　月　日		年　月　日	
年　月　日		年　月　日		年　月　日		年　月　日	

看護問題

問題番号	看護問題リスト
#1	転倒転落リスク状態
#2	皮膚統合性障害リスク状態
#3	活動耐性低下
#4	不安

NANDA-Iに基づく看護診断名を用いる。

ナンバー(#)を付けて優先順位の高いものから記載する。

看護計画

看護問題	#1　転倒転落リスク状態	
長期目標	転倒しない	評価日 ○月○日
短期目標	排泄希望時、ナースコールを押すことができる	評価日 ○月○日

看護実践

O-P (Observation Plan)

目標が達成できるように計画内容を考える。

1. トランスファーの状態
2. 視力、聴力の程度
3. 危険行動の有無
4. 転落の有無
5. ふらつきの有無
6. 自助具（杖、車椅子、歩行器）の使用の有無
7. 睡眠状況（良・不良）

T-P (Treatment Plan)

1. 環境整備（ベッド周りを整理整頓する）
2. 必要時、トランスファーの介助
3. ナースコールを手の届くところに置く
4. ベッドストッパーの確認
5. 点滴の管理
6. 床が濡れていたら拭く

E-P (Education Plan)

1. スリッパなど脱げやすい履き物は控えてください
2. トイレに行きたくなったらナースコールを押してください
3. 床に物が落ちたときは、遠慮せずナースコールを押してください
4. わからないこと、不安なことがあれば看護師に教えてください

経過記録

日時	問題番号	看護問題	記事
10月1日	#1	転倒転落	S：トイレに連れて行ってください
11:15		リスク状態	O：床センサーが鳴り訪室すると、上記発言がある。すでに立ち上
			がって車椅子を探して廊下まで出てきている。靴を履いておら
			ず、~~ふらふらしており、~~ 足元がおぼつかない。
			手引き歩行で車椅子まで案内し、車椅子へ座ってもらう。靴を
			履いてもらい、トイレ送迎をする。トイレでズボンの上げ下げ
			を介助し、排泄後にナースコールを押してもらうよう説明する
			A：靴を履いていないことでふらつきが見られ足元がおぼつかない
			のに独歩で廊下まで出て来ており、転倒に対する危険認知度が
			低いと考えられる。歩行時排泄時には今後も介助が必要である
			P：プラン続行

10月1日
11:30
田中

S、O、A、Pの順番で書いていく。

文章を訂正する場合は、日付、時間、名前を記載する。

フローシート

月日	〇月　〇日	〇月　〇日	月　日	月　日	月　日	月　日	月　日
曜日	日	月	火	水	木	金	土
BT(℃)	37.0 ℃	38.0 ℃	℃	℃	℃	℃	℃
	37.4 ℃	37.8 ℃	℃	℃	℃	℃	℃
	37.2 ℃	37.0 ℃	℃	℃	℃	℃	℃
P(/分)	68 /分	/分	/分	/分	/分	/分	/分
	/分	/分	/分	/分	/分	/分	/分
リズム症状	平静						
R(/分)	16 /分	/分	/分	/分	/分	/分	/分
リズム症状	平静						
BT R 38.0 40 37.8 38 37.6 36 37.4 34 37.2 32 37.0 30 36.8 28 36.6 26 36.4 24 36.2 22 36.0 20 35.8 18 35.6 16 35.4 14 35.2 12			折れ線グラフにする。				
BP(mmHg)	120 / 78 mmHg	/ mmHg	/ mmHg	/ mmHg	/ mmHg	/ mmHg	/ mmHg
グル音	(良好) / 不良	良好 / 不良	良好 / 不良	良好 / 不良	良好 / 不良	良好 / 不良	良好 / 不良
随伴症状	なし						
呼吸入り	(良好) / 不良	良好 / 不良	良好 / 不良	良好 / 不良	良好 / 不良	良好 / 不良	良好 / 不良
肺雑音	(無)・有、( )	無・有、( )	無・有、( )	無・有、( )	無・有、( )	無・有、( )	無・有、( )
痰の絡み	(無)・有、( )	無・有、( )	無・有、( )	無・有、( )	無・有、( )	無・有、( )	無・有、( )
尿回数	10 回	回	回	回	回	回	回
尿量(ml)	1000 ml	ml	ml	ml	ml	ml	ml
尿比重	1.0	1.0	1.0	1.0	1.0	1.0	1.0
便回数、ガス	1 回、+/−	回、+/−	回、+/−	回、+/−	回、+/−	回、+/−	回、+/−
食事内容、量	主　副	主　副	主　副	主　副	主　副	主　副	主　副
水分摂取量	800 ml	ml	ml	ml	ml	ml	ml
嘔気	(無)・有( )	無・有( )	無・有( )	無・有( )	無・有( )	無・有( )	無・有( )
嘔吐	(無)・有( )	無・有( )	無・有( )	無・有( )	無・有( )	無・有( )	無・有( )
眩暈	(無)・有( )	無・有( )	無・有( )	無・有( )	無・有( )	無・有( )	無・有( )
ふらつき	(無)・有( )	無・有( )	無・有( )	無・有( )	無・有( )	無・有( )	無・有( )
咳嗽	(無)・有( )	無・有( )	無・有( )	無・有( )	無・有( )	無・有( )	無・有( )
喀痰	(無)・有( )	無・有( )	無・有( )	無・有( )	無・有( )	無・有( )	無・有( )
検査	X-P						
処置	摘便						
薬剤	レシカルボン坐剤						
眠剤	マイスリー						
その他							

退院・転院時看護要約（看護サマリー）

氏名	○○□□	性別	男	入院日〜退院日	○月○日 〜□月□日	科別	神経内科
電話番号	090-XXXX-XXXX	住所	東京都○○区○○1-1-3				
生年月日	昭和00年0月0日	年齢	XX歳	主治医	○○□□		
病名	パーキンソン病			感染症	RPR TB HBs Ag HBs Ab HCV抗体 (MRSA) (ESBL) 緑膿菌 多剤耐性アシネトバクター インフルエンザ クロストリジウ… ヤコブ病		

入院時の問題点と看護実践（解決状況）、終了・継続の有無、退院指導

#1　転倒転落リスク状態
高齢であり下肢の筋力低下と回転動作が不安定であるため、排泄希望時はナースコールを押してもらうよう指導する。しかし、認知力の低下があり、車椅子への自己トランスファーをたびたびしていた。そのため床センサーを設置し、トイレ送迎を行っていた。○月○日ベッドサイドで転倒したが経過…いる。転倒するリスクは高く、今後も引き続き転倒対策が必要である。

#2　皮膚統合性障害リスク状態
日中はベッド上で臥床して過ごしていることが多い。食事、排泄、リハビリ…ンスファーしていた。ベッド上では自己体動が見られ、また車椅子乗車中も…が皮膚トラブルや抑制による循環障害はなく、経過した新たな皮膚トラブルの…向であることや抑制装具の使用による皮膚トラブル形成リスクは残存しているた…察が必要である。

家族の支援体制	病気・治療の説明と理解	既往歴
同居 妻70歳 長女47歳　長男43歳　次女41歳	説明 リハビリにより下肢の筋力が回復し、日常生活も軽介助で過ごせるようになったので退院しましょう。	平成7年　糖尿症 平成20年　胃がん
	本人の理解 リハビリのお陰で身の回りのことが少し自分でできるようになりました。ありがとうございました。	その他 特になし
	家族の理解（妻） 以前の状態に近付いたので安心しました。お世話になりました。	患者様緊急時連絡先 （自）宅 ① XXX-XXXX-XXXX ② XXX-XXXX-XXXX

記載者　○○○○

看護師長　□□□□　印

立案した看護問題すべてについて記載する。

感染症があると入居できない施設や病院もある。該当項目のチェックは重要。

サマリーを渡す相手のことを意識してどんな情報を提供すれば継続ケアにつながるかを考えて書く。

DMやMKなどと略さず正式名称を用いる。

男性は□、女性は○、同居者は枠で囲う。特に本人は□や◎とし、区別できるようにする。

日常生活援助状況

患者氏名　　　　○○□□ 様

項目	看護および処置内容
看護・処置	□M・EDチューブ　サイズ：　最終交換日 □胃瘻ボタン　品名：　サイズ：　最終交換日 □膀胱留置カテーテル　サイズ：　最終交換日 □ストーマ　品名：　交換頻度 皮膚ケア： □気管切開チューブ　種類： サイズ：　最終交換日 □酸素療法　労作時：　L/分　時間 方法：□カヌラ □マスク　安静時：　L/分　時間 □吸入　内容：　吸入時間： □褥瘡処置　部位：　処置内容： □その他
活動安静度	□全介助　□体位変換　☑起居介助　□立位介助　□移乗介助　□移動介助 □車椅子 □歩行介助　☑歩行器　□杖　□装具 □床上安静　□フリー □運動障害　□麻痺　□しびれ　□視覚障害　□聴覚障害 □その他
食事	□服薬介助　□セッティング　□内服確認　☑配薬 注意点
排泄	尿：☑トイレ　□ポータブルトイレ　□尿器　□オムツ　□膀胱留置カテーテル挿入 □失禁　□尿閉　□頻尿 便：☑トイレ　□ポータブルトイレ　□便器　□オムツ □失禁　□便秘　□下痢　最終排便日 □全介助　□移乗介助　□移動介助　□衣服の上げ下げ介助　□用具介助　□汚物処理
清潔	□入浴　☑シャワー浴　□清拭 □全介助　□浴槽への出入り　□洗体　□洗髪 □観察　順送バス
精神・神経症候の有無	☑無　□有　□失見当識　□健妄　□作話　□認知症　□傾眠　□昼夜逆転 □妄想　□幻覚・幻聴　□自発性低下・無気力　□興奮・易怒性性 □暴言・暴行　□拒絶・抵抗　□徘徊 □その他
コミュニケーション	□言語障害　□構音障害　□失語症　□気管切開　□喉頭全摘後　□脳性麻痺 □精神発達遅滞　□聴力障害　□精神障害　□その他 □ゼスチャー　□文字盤　□筆談　□眼瞼の開閉などの合図　□その他 □認知症　長谷川式スケール　点
睡眠	☑良　□不良　使用薬剤
備考	

ヒヤリ・ハット報告書

項目	内容
報告部署	○○病棟
発見年月日	20xx年/○月/○日　12:00
発生年月日の特定	☑判明　□不明
発生年月日	20xx年/○月/○日　12:00
発生場所	病室
発生場面	□誤嚥・誤飲　□食事（誤嚥・誤飲を除く）　□療養上の世話 □抑制　□入浴（熱湯・急変・怪我等）　□移動 □排泄　□誤薬・与薬忘れ　☑注射・輸液 □チューブ類の管理　□人工呼吸器　□機械・機器　□離院・離棟　□暴力 □その他（　　　　　　）
ヒヤリ・ハット記載者	□当事者　☑発見者
当事者職種	看護師
経験年月	○ 年 ○ か月
背景要因	□確認を怠った　☑確認不十分　□報告が遅れた □連携ができていなかった　□説明不足 □判断を誤った　□知識不足　□技術・手技が未熟　□忙し □機械トラブル　□ルールの不備　□マニュアル遵守不履行 □その他（　　　　　　）
患者の性別	□男　☑女
患者の年齢	78　歳
診療科	消化器内科　科
レベル	☑レベル0　（患者に実施する前に発見された） □レベル1　（患者への実害はなかった） □レベル2　（処置や治療は行わなかった） □レベル3a（簡単な処置や治療を要した）【消毒・湿布・縫合・鎮痛剤投 □レベル3b（濃厚な処置や治療を要した）【人工呼吸器装着・手術 □レベル4a（障害や後遺症が残ったが機能障害や美容上の問題 □レベル4b（障害や後遺症が残り、機能障害や美容上の問題があ □レベル5　（死亡）
具体的内容	○月○日 12：00　点滴交換のため更新用の点滴（エルネオパ2号）と電子カ　　て訪室する。患者のリストバンドと点滴のラベルを電子カルテで照合し『○』の表示が出たため更新する。滴下調整の前に念のため点滴のラベルと点滴本体の印字を確認すると、点滴のラベルには『エルネオパ1号』と書かれていたが、点滴本体はエルネオパ2号であることを発見する。主治医に報告すると、再度処方し直すので、今の点滴は破棄するよう指示を受ける。その後、再度処方されたものを更新した。
教訓・対策	•点滴更新時は点滴ラベルと点滴本体が合っているかを確認する •『合っているだろう』ではなく『間違っているかもしれない』という い、確認する •他のスタッフとダブルチェックを行う

ヒヤリ・ハットは事故の状況と対策のみの検討。

患者の特定や担当の看護師の追及は避ける。犯人探しや反省文になってしまいがちなので注意する。

誰が読んでもわかるように客観的に書く。

5W1H（いつ、どこで、だれが、なぜ、なにを、どうした）を意識して書くことが大切。

自分や他のスタッフが実践できるような対策を考える。

引用・参考文献

● 『看護業務基準 2016年改訂版』、日本看護協会

● 『見てわかる看護記録ーアセスメント、監査でも困らない!』
清水佐智子　日総研出版、2016

● 『看護記録の新しい展開ークリニカルパス、フォーカスチャーティング、PONRの基本から応用まで』
市川幾恵、阿部俊子　照林社、2001

● 『適切で効率的な書き方がわかる 看護記録パーフェクトガイド』
東京都立病院看護部科長会 編集　学研メディカル秀潤社、2013

● 『NEW実践! ナースのための看護記録〔第3版〕』
古橋洋子　学研メディカル秀潤社、2013

● 『コンサイス看護論　看護とは何か―看護の原点と看護倫理―』
アン・J・デービス、太田勝正　照林社、1999

● 『NANDA-IW看護診断―定義と分類2018-2020』
T・ヘザー・ハードマン、上鶴重美 編集　医学書院、2018

● 『看護必要度 第5版』
岩澤和子・筒井孝子 監修　日本看護協会出版会、2014

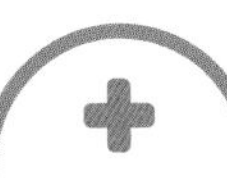

索引

●さ行

●た行

●な行

●は行

●ま行

●や行

●ら行

●アルファベット

●数字・記号

【著者略歴】

大口　祐矢（おおぐち　ゆうや）

2011年　国立名古屋大学医学部 保健学科 看護学専攻卒業。
　　　　看護師資格、保健師資格を取得。
2011年　某国立病院勤務。
2018年　愛知医科大学大学院 看護学研究科 修士課程修了。
2020年　神戸女子大学 看護学部助教。

外科、血液腫瘍内科、神経内科などで看護師として勤務する傍ら、看護学生を対象にしたオンライン看護塾「根拠がわかる看護義塾 https://kango.pw」を開校。根拠に基づいた説明と解説により、わかりやすさが評判となり、利用者数は月間30万人を超えている。

【編集協力】
株式会社 エディトリアルハウス

【本文キャラクター】
大羽　りゑ

【本文図版・イラスト】
加藤　華代
タナカ　ヒデノリ

【本文イラスト】
加賀谷　育子

看護の現場ですぐに役立つ
看護記録の書き方［第2版］

発行日　2021年11月 5日　　第1版第1刷

著　者　大口　祐矢

発行者　斉藤　和邦
発行所　株式会社　秀和システム
〒135-0016
東京都江東区東陽2-4-2　新宮ビル2F
Tel 03-6264-3105（販売）Fax 03-6264-3094
印刷所　三松堂印刷株式会社　Printed in Japan

ISBN978-4-7980-6516-8 C3047

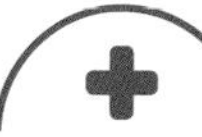

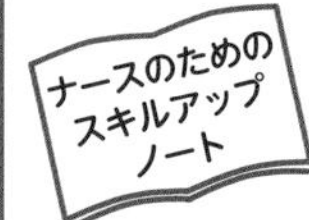

看護の現場ですぐに役立つ シリーズのご案内

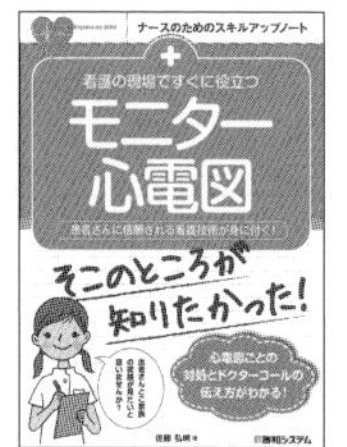

看護の現場ですぐに役立つ
モニター心電図

あなたは分厚い心電図の本を読み、細かい理論やたくさんの心電図の数値を前に、勉強が嫌になったことがありませんか？　看護の現場では理論よりも実践です。本書は、新人ナースがこれだけは覚えなければならないという心電図の基礎知識をわかりやすく図解で解説した入門書です。心電図は緊急度順に並べられ、すべての心電図に病歴や対処、ドクターコールの具体例、医師が行う治療を記載しているので、看護の現場ですぐに役立ちます。

【著者】 佐藤弘明　【発行】 2015年10月刊
【定価】 1650円（本体1500円＋税10%）　ISBN 978-4-7980-4297-8

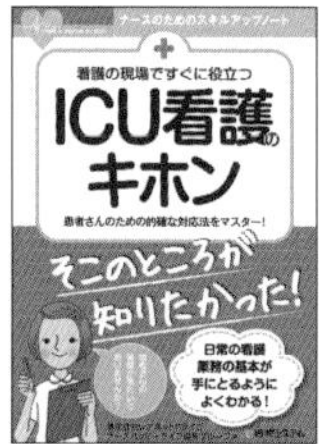

看護の現場ですぐに役立つ
ICU看護のキホン

あなたは集中治療（ICU）看護と聞いて、どんなイメージを持つでしょうか？ ICUへの配属経験のないナースは「いつも忙しそう」「覚えることがたくさんあって大変そう」というマイナスイメージを持つようです。本書は、新人ナースやICUに配属されたばかりのナースのためのICU看護の基本が手に取るようにわかる入門書です。忙しい人でも知りたいことをすぐにイメージできるように、ポイントを絞って簡潔に記載しています。

【著者】 株式会社レアネットドライブ ナースハッピーライフ編集グループ
【発行】 2016年2月刊　【定価】 1760円（本体1600円＋税10%）
ISBN 978-4-7980-4522-1

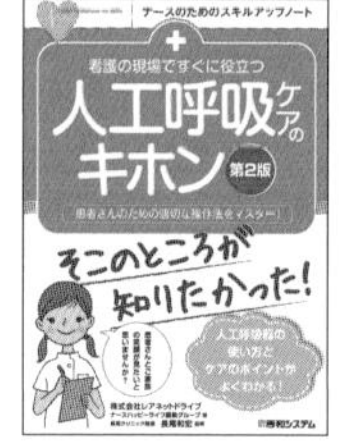

看護の現場ですぐに役立つ
人工呼吸ケアのキホン［第2版］

人工呼吸器は、人命を預かる大切な機械です。しかし、覚えることがたくさんあるので、なんとなく敬遠して、そのまま苦手になっている看護師も多くいます。本書は、先輩に聞きにくい新人ナース、いまさら聞きにくかったり、復習しておきたいベテランナースを対象に、人工呼吸器看護に求められる最新の基礎知識を、ポイントを絞って図解で丁寧に解説します。また、訪問看護師と介護家族、非専門医やプライマリケア医にもおすすめします。

【著者】 株式会社レアネットドライブ ナースハッピーライフ編集グループ・長尾和宏（監）
【発行】 2021年3月刊　【定価】 1650円（本体1500円＋税10%）
ISBN 978-4-7980-6424-6

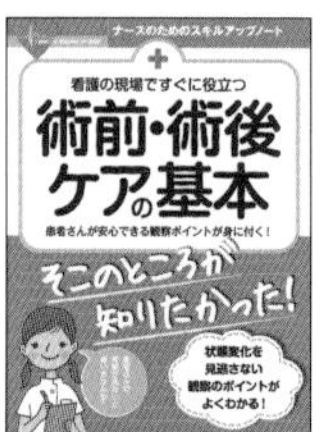

看護の現場ですぐに役立つ
術前・術後ケアの基本

新人看護師にとって術前・術後の看護は、非常に神経を使います。迅速に適切な看護をするには、患者のどこを見て、何を記録するのか、準備するもの、患者の既往や術後の合併症リスクなどの観察ポイントを事前にまとめなければなりません。本書は、新人看護師向けに術前・術後看護における必須の基礎知識をまとめ、効率よく必要な情報を収集し、アセスメントする技能が身に付くスキルアップノートです。患者さんが安心できる看護師になれます！

【著者】 大口祐矢　【発行】 2016年11月刊
【定価】 1650円（本体1500円＋税10%）　ISBN 978-4-7980-4836-9

看護の現場ですぐに役立つ
スキンケアの基本

高齢化社会を迎え、加齢に伴う皮膚の変化や特徴を理解した予防的スキンケアが以前よりも必要になっています。本書は、看護師のためにスキンケアの基本と仕組みをわかりやすく解説した入門書です。皮膚への基礎知識はもちろん、清潔ケア、皮膚疾患への予防と看護、IADとIAD重症度評価スケール、フットケアなどの解説を通して、QOLの向上、皮膚の健康（清潔・保湿・保護）に対する正しい知識を身に付けることができます。

【著者】 梶西ミチコ　【発行】 2021年7月刊
【定価】 1760円（本体1600円＋税10%）　ISBN 978-4-7980-6368-3

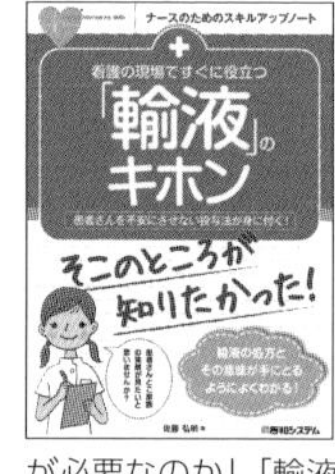

看護の現場ですぐに役立つ
「輸液」のキホン

看護師は様々な科で働いていますが、輸液はどの科でも必要とされる重要なスキルです。しかし、教科書を読んでもわかりにくく苦手にしている方も多いのではないでしょうか。本書は、輸液の基礎知識を看護師が知っておかなければならない範囲に絞って簡潔に解説します。「実際の点滴の仕方」「どのような器具が必要なのか」「輸液ポンプ、シリンジポンプの使い方」といった看護師の現場で役立つ実践的な知識が身に付きます。

【著者】 佐藤弘明　【発行】 2016年7月刊
【定価】 1650円（本体1500円＋税10%）　ISBN 978-4-7980-4296-1

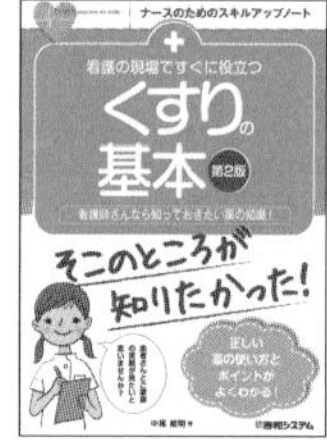

看護の現場ですぐに役立つ
くすりの基本［第2版］

新人ナースや看護学生から「重要なのはわかっているけど、薬って難しい」「名前を覚えるのは大変」といった声をよく耳にします。本書は、必須の医薬品について、看護の現場で役立つように基礎からわかりやすく解説した入門書です。さらに、「注目すべきハイリスク薬」「高齢者の適切な薬物療法」「入退院時に必要な薬への対応」など実用性の高い知識も学べます。好評だった第1版の内容を、最新の情報に基づき大幅に加筆修正しました。

【著者】 中尾隆明　【発行】 2021年8月刊
【定価】 1760円（本体1600円＋税10%）　ISBN 978-4-7980-6471-0

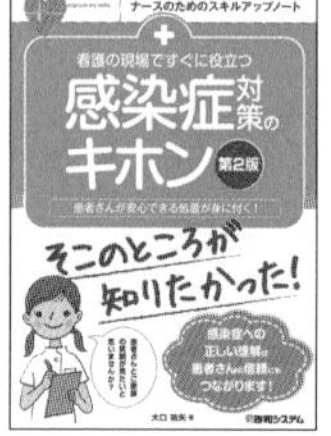

看護の現場ですぐに役立つ
感染症対策のキホン［第2版］

感染症対策の知識は、看護師（ナース）自身の身を守るためにも、患者さんの安全な入院生活のためにも必要不可欠です。しかし、忙しい臨床現場では先輩看護師に再確認する場もないでしょう。そこで本書では、看護師のために臨床現場ですぐに役立つ感染症対策の知識をまとめました。基礎知識から、臨床現場でよく見かける感染症、処置に対しての感染症対策、事例、病棟以外の部署での対策などをわかりやすく解説します。

【著者】 大口祐矢　【発行】 2020年9月刊
【定価】 1760円（本体1600円＋税10%）　ISBN 978-4-7980-6262-4

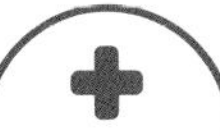

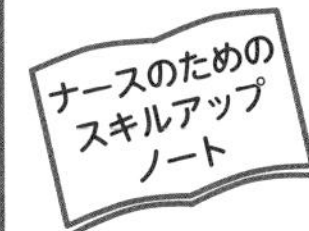

看護の現場ですぐに役立つ シリーズのご案内

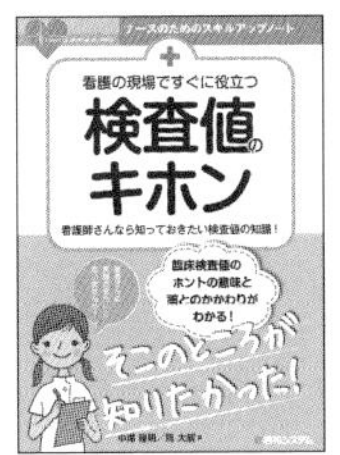

看護の現場ですぐに役立つ
検査値のキホン

血液検査、尿検査など、臨床検査値は、治療の方針や薬の処方等を検討する上での重要な指針です。昨今では、院外処方箋に血液検査の値が表示されるなど、重要度を増しています。本書は、忙しい看護師向けに実践ですぐに役立つ検査値の基礎知識を、イメージしやすいイラスト付きでわかりやすく解説した入門書です。ベテラン看護師による補足説明が随所にあるので、看護師になりたての方からベテランの方まで幅広く参考にしてください。

【著者】 中尾隆明・岡 大嗣　【発行】 2017 年 3 月刊
【定価】 1540 円（本体 1400 円+税 10%）　ISBN 978-4-7980-4977-9

看護の現場ですぐに役立つ
ドレーン管理のキホン

新人ナースにとって、ドレーン管理は知っているようで知らない知識です。ドレーンにはどのような種類があるか、どのようなときにドレナージを行うのか、知らなければならないことがたくさんあります。本書は、新人ナースや介護家族向けに、ドレーン管理に必要な基礎知識や観察ポイントを図解でわかりやすく学べるようにまとめた入門書です。誰かに聞きたくても聞けなかったドレーン管理について、初歩の知識からポイントを絞って簡潔に解説します。

【著者】 株式会社レアネットドライブ ナースハッピーライフ編集グループ・長尾和宏（監）
【発行】 2017 年 3 月刊　【定価】 1650 円（本体 1500 円+税 10%）
ISBN 978-4-7980-4978-6

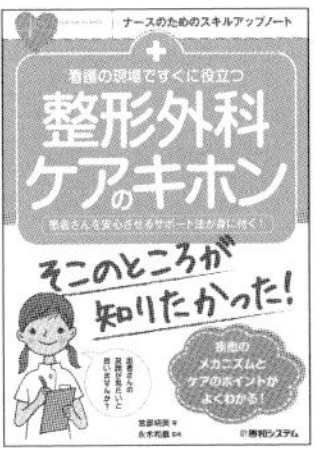

看護の現場ですぐに役立つ
整形外科ケアのキホン

整形外科は、患者さんの日常生活動作（ADL）の向上が重要な治療目的の一つです。チーム医療が推進されるなか、ナースも整形外科ケアで重要な役割を担っており、患者さんの不安を取り除くなど心身のサポートも求められています。本書は、多忙なドクターや先輩ナースに質問できない人のために、整形外科ケアに役立つ専門知識をコンパクトにまとめたスキルアップノートです。疾患のメカニズムとケアのポイントが身に付きます！

【著者】 宮原明美・永木和載（監）　【発行】 2017 年 8 月刊
【定価】 1760 円（本体 1600 円+税 10%）　ISBN 978-4-7980-5039-3

看護の現場ですぐに役立つ
注射・採血のキホン

医療スタッフにとって、注射・採血は基本中の基本といえる業務です。しかし、穿刺の際に痛みを伴うため、患者さんによっては怒りだしたり、トラブルの原因となってしまう可能性が高い医療行為の一つです。本書は、看護経験が比較的浅い看護師向けに、注射と採血を的確に行うための基礎やテクニックをわかりやすく解説します。穿刺について苦手意識を持っている看護師も、正しい手順や知識を理解することで苦手意識の克服ができます。

【著者】 佐藤智寛　【発行】 2017 年 11 月刊
【定価】 1540 円（本体 1400 円+税 10%）　ISBN 978-4-7980-5245-8

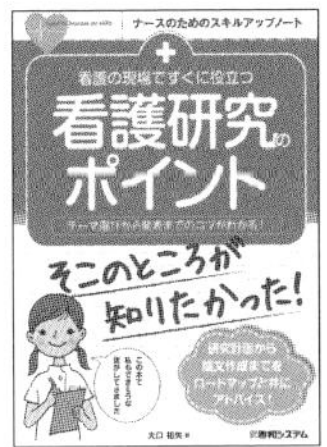

看護の現場ですぐに役立つ
看護研究のポイント

「仕事だけでも手一杯なのに、看護研究の係になってしまった！」看護師さん。その気持ち、よーくわかります。新人に限らず、看護研究に苦手意識を持つ看護師はたくさんいます。本書は、新人看護師を対象に、テーマの決め方から研究デザインの設計、研究計画書の作成、具体的な進め方などを紹介。人前でも恥ずかしくない研究成果の発表など、図版と共にそのコツをていねいに解説します。きっと自信がつくことでしょう。

【著者】 大口祐矢　【発行】 2017 年 12 月刊
【定価】 1760 円（本体 1600 円+税 10%）　ISBN 978-4-7980-5131-4

看護の現場ですぐに役立つ
口腔ケアのキホン

口腔の健康は、話すこと、自分の口で食べられることなど日常生活において非常に重要です。しかし、看護師の多忙な業務のなかで患者の口腔ケアは後回しにされがちです。本書は、現場の看護師に向けて、口腔ケアの基本から症状に合わせたケア方法など、患者さんを安心させる口腔ケアの知識を解説します。経口挿管中のケアや片麻痺がある人のケアなど、疾患別の治療法や日常生活の注意点、状態に応じた必要物品などがよくわかります。

【著者】 中澤真弥　【発行】 2017 年 12 月刊
【定価】 1540 円（本体 1400 円+税 10%）　ISBN 978-4-7980-5249-6

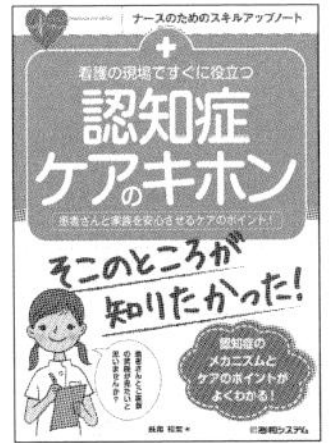

看護の現場ですぐに役立つ
認知症ケアのキホン

認知症ケアの経験が浅いナースは、「認知症の人とどう接していいかわからない」という戸惑いを感じることでしょう。それは認知症を恐ろしいものという誤ったイメージでとらえているからです。本書は、新人ナース向けに、認知症のメカニズムとケアのポイントをわかりやすく解説したスキルアップノートです。認知症患者との日ごろの接し方、問題行動の対処、家族の支え方などを、経験の薄い新人ナースでもしっかり学び理解を深められます。

【著者】 長尾和宏　【発行】 2017 年 12 月刊
【定価】 1650 円（本体 1500 円+税 10%）　ISBN 978-4-7980-5325-7

看護の現場ですぐに役立つ
小児看護のキホン

小児看護は、赤ちゃんから高校生まで幅広い患者さんを対象とします。自覚症状を正確に訴えることができない子どもの状態を把握するには、子どもの発達段階に合わせたコミュニケーションが欠かせません。本書は、小児看護に携わるナースを対象に、子どもの気持ちを楽にする看護法とフィジカルアセスメントのノウハウを解説した教科書です。小児の心と体や生活習慣、年齢特有の疾患など、小児看護の基本的なポイントがわかります。

【著者】 渡邉朋（代表）　【発行】 2018 年 2 月刊
【定価】 1650 円（本体 1500 円+税 10%）　ISBN 978-4-7980-5246-5

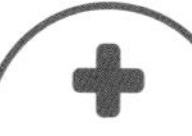

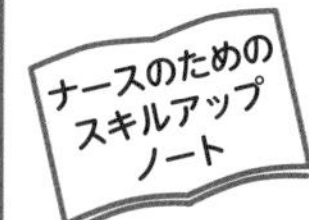

看護の現場ですぐに役立つ シリーズのご案内

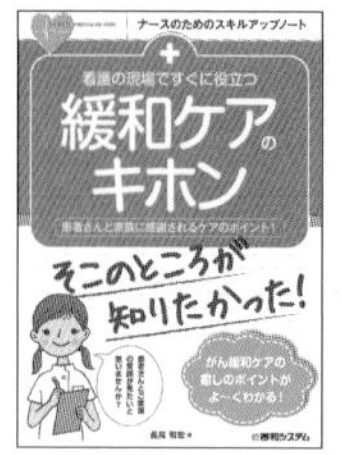

看護の現場ですぐに役立つ 緩和ケアのキホン

緩和ケアは、一般社会だけでなく医療関係者の間でも、がんの終末期ケアと誤解されています。しかし、実際にはがんだけでなく、すべての疾患、領域にまたがる基本の医療です。本書は、新人看護師のために、患者の痛みを癒す緩和ケアの精神と、基本的なスキルをわかりやすく解説した教科書です。トータルペイン（全人的痛み）、薬物治療、非がん疾患における緩和ケア、在宅緩和ケアなど緩和ケアの癒しのポイントがわかります。

【著者】　長尾和宏　【発行】　2018年3月刊
【定価】　1540円（本体1400円+税10%）　ISBN　978-4-7980-5188-8

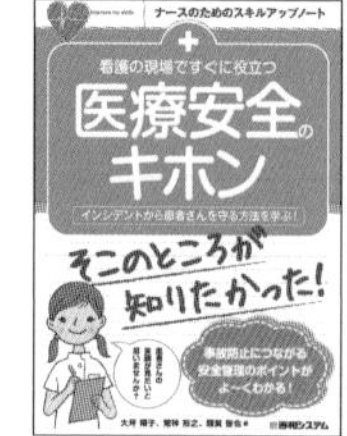

看護の現場ですぐに役立つ 医療安全のキホン

インシデントから患者さんを守る医療安全とは、エラーやミスをしないことでしょうか？　高い緊張感でしょうか？　実際の医療現場では、安全な看護や医療を願いながら、避けられないエラーが発生し、同じようなミスが繰り返されています。本書は、医療現場のなかでもエラーやミスに関与しやすい新人看護師を対象に、インシデントを「学び」に予防する方法を解説します。事故防止につながる安全管理のポイントがよ～くわかります。

【著者】　大坪陽子・荒神裕之・雑賀智也　【発行】　2018年3月刊
【定価】　1650円（本体1500円+税10%）　ISBN　978-4-7980-5289-2

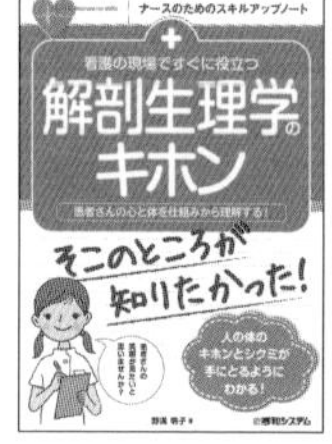

看護の現場ですぐに役立つ 解剖生理学のキホン

看護学校で必死に勉強しても、いざ現場に出たらわからないことだらけ。現場で患者さんや病気と向きあって、はじめて学校の授業が理解できた。これはナースなら誰でも経験がある話です。本書は、現場で働くナースを対象に医学知識の基礎になる解剖生理学をあらためて解説した、現場で役立つスキルアップノートです。たくさんの教科書を引っ張り出す前に、総復習として利用していただくことで、覚えた知識を手軽に再確認できます。

【著者】　野溝明子　【発行】　2018年3月刊
【定価】　1760円（本体1600円+税10%）　ISBN　978-4-7980-5324-0

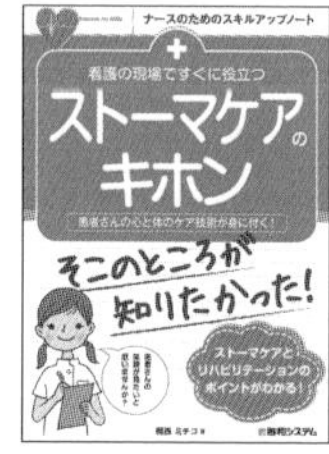

看護の現場ですぐに役立つ ストーマケアのキホン

ストーマ造設術を受けた患者さんは、身体的ケアはもちろんのことですが、精神的ケアも欠かせません。本書は、臨床現場の忙しいナースのために、ストーマケア看護の知識と技術について、体系的にわかりやすく解説したスキルアップノートです。前提知識から、ストーマ用品の特徴と使い方、ストーマリハビリテーション、ストーマスキンケアまでの一連の流れのポイントがわかります。本書一冊だけでストーマケアの全容がつかめます。

【著者】　梶西ミチコ　【発行】　2018年5月刊
【定価】　1650円（本体1500円+税10%）　ISBN　978-4-7980-5051-5

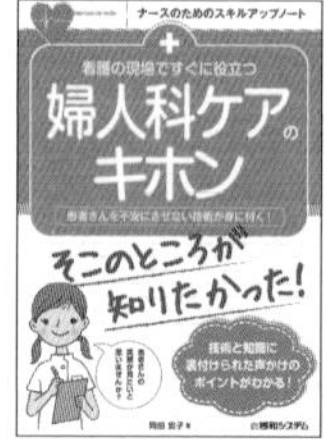

看護の現場ですぐに役立つ 婦人科ケアのキホン

婦人科は臨床実習で回ることもあまりないため、配属された看護師は、はじめて見る診察方法や使用機械などに戸惑うでしょう。ところで婦人科に戸惑うのは看護師だけではありません。患者さんも不安や緊張を感じます。本書は、はじめて婦人科に配属された看護師のために、主な診察や処置、検査、疾患、治療のポイントなどを基本から丁寧に解説します。しっかりとした技術と知識を身に付けて、患者さんの不安に応えてあげてください。

【著者】　岡田宏子　【発行】　2018年5月刊
【定価】　1650円（本体1500円+税10%）　ISBN　978-4-7980-5388-2

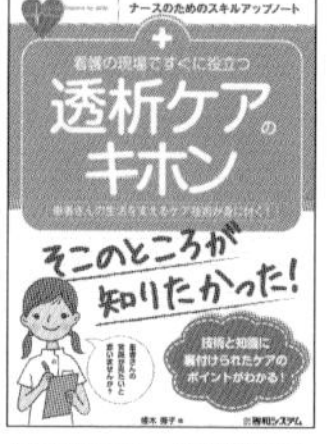

看護の現場ですぐに役立つ 透析ケアのキホン

日本では、透析患者が年々増加しており、今後、透析を受けながら生活する人を支える場面は広がるばかりと思われます。本書は、透析室や腎臓内科病棟に配属され、透析ケアに携わることになった看護師を対象に、透析ケアのキホンを丁寧に解説したナースのためのスキルアップノートです。腎臓の仕組みから、血液透析、腹膜透析、腎臓病患者の合併症、高齢透析患者に対する看護など、ナースが知っておきたいポイントがわかります！

【著者】　植木博子　【発行】　2018年6月刊
【定価】　1540円（本体1400円+税10%）　ISBN　978-4-7980-5429-2

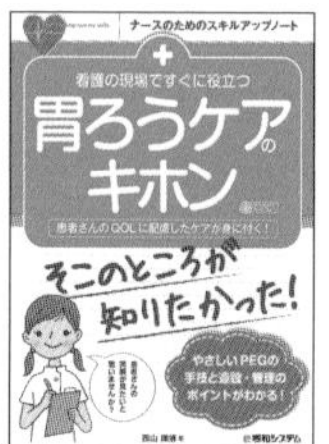

看護の現場ですぐに役立つ 胃ろうケアのキホン

不安でいっぱいな胃ろう患者と家族のために、胃ろうの知識を持つ医療者の育成が急務となっています。本書は、胃ろうについて知りたい医療関係者を対象に、PEGの手法と増設・管理のポイント、トラブル解決法をわかりやすく紹介します。胃ろう造設前のケアから、PEGカテーテルの手入れのコツ、栄養剤注入の手順、PEGが抜けてしまったときや嘔吐などのトラブル対応など、ケアの現場で得られるノウハウ満載です。

【著者】　西山順博　【発行】　2018年7月刊
【定価】　1760円（本体1600円+税10%）　ISBN　978-4-7980-5302-8

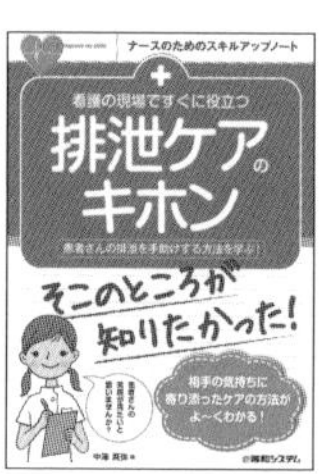

看護の現場ですぐに役立つ 排泄ケアのキホン

排泄は人が生きていくうえで欠かせない行為です。年齢を重ねるごとに排泄障害のリスクは高くなりますが、「恥ずかしい」「見られたくない」などの理由で障害を隠す患者さんもいます。本書は、看護師が患者さんの様々な事情を理解し、排泄に関わる基本的な知識を学べるようにポイントを絞って解説した、排泄ケアの入門書です。障害の原因を知るアセスメントや患者さんを安心させるアプローチ、症状に応じた排泄方法などがわかります。

【著者】　中澤真弥　【発行】　2018年7月刊
【定価】　1650円（本体1500円+税10%）　ISBN　978-4-7980-5386-8

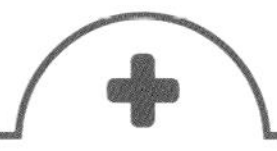

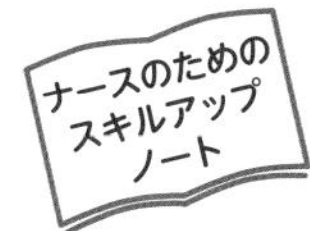

看護の現場ですぐに役立つ シリーズのご案内

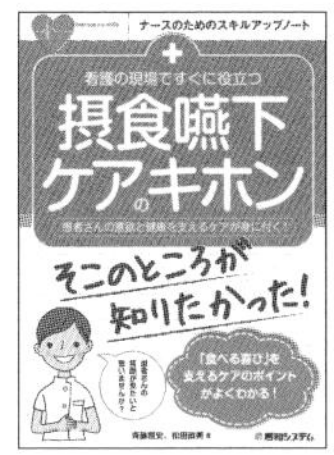

看護の現場ですぐに役立つ
摂食嚥下ケアのキホン

私たちは、誰もが口からものを食べる行為を当たり前のこととして生活しています。しかし、高齢化など様々な理由から飲み込み機能に障害をきたし、口から食べることが困難な患者さんも少なくありません。本書は、看護の現場で求められる、老化にともなう摂食嚥下の問題や、高齢者への対応をやさしく解説した、ナースのためのスキルアップノートです。口から食べることの意義、疾患別の対応法、予防や在宅ケアの支援方法などがわかります。

【著者】 斉藤雅史・松田直美　【発行】 2018年9月刊
【定価】 1650円（本体1500円+税10%）　ISBN 978-4-7980-5418-6

看護の現場ですぐに役立つ
地域包括ケアのキホン［第2版］

地域包括ケアシステムは、国が推進する医療・介護・福祉施策の核です。超高齢化社会において地域の包括的な支援・サービスを提供する体制として期待されています。本書は、新人看護師を対象に「地域包括ケアのキホン」を医療や介護の現場での実践を踏まえながら学ぶ入門書です。保険の仕組み、地域ケア病棟（病床）、入院事例、在宅介護や介護サービスまで解説します。第2版では診療報酬改定を反映し、最新情報を盛り込みました。

【著者】 荒神裕之・坂井暢子・雑賀智也　【発行】 2020年9月刊
【定価】 1650円（本体1500円+税10%）　ISBN 978-4-7980-6223-5

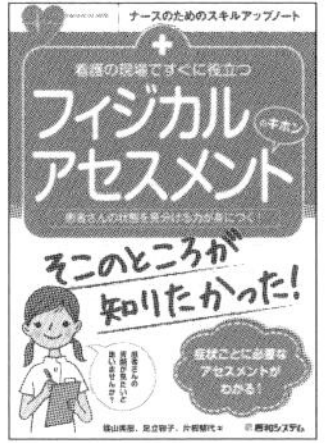

看護の現場ですぐに役立つ
フィジカルアセスメントのキホン

フィジカルアセスメントが看護師にとって欠かせないものとして看護基礎教育に導入されてから、はや10年が経ちました。とはいえ、実際に学校や大学で習った技術を臨床の現場で使うのは簡単なことではありません。本書は、看護の現場における目の前の患者さんや、緊急時の救命に必要なフィジカルアセスメントの基礎知識をわかりやすく解説します。臨床でよく見られる症状を系統別にあげ、それぞれに必要なアセスメントを紹介します。

【著者】 横山美樹・足立容子・片桐郁代　【発行】 2018年12月刊
【定価】 1540円（本体1400円+税10%）　ISBN 978-4-7980-5248-9

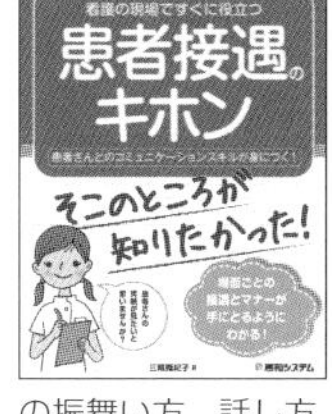

看護の現場ですぐに役立つ
患者接遇のキホン

臨床の接遇・マナー指導では「あたりまえのことがなぜできないの」という言葉をよく聞きます。しかし、その「あたりまえ」は育った環境によって異なるため、学習し練習することこそ重要です。本書は、患者さんとのコミュニケーションに必要な接遇・マナーを学習し、練習できるスキルアップノートです。院内での振舞い方、話し方、亡くなられた際の対応、メールの文面、クレームを受けたときの対応など知りたかったことがわかります！

【著者】 三瓶舞紀子　【発行】 2018年12月刊
【定価】 1650円（本体1500円+税10%）　ISBN 978-4-7980-5419-3

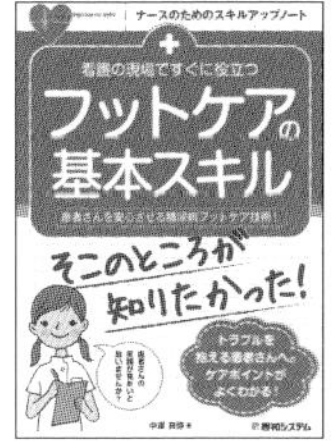

看護の現場ですぐに役立つ
フットケアの基本スキル

近年、糖尿病の人口が増加していることに伴い、合併症による糖尿病性足病変が増えています。そうした足のトラブルはフットケアで予防することができるため、早期発見、早期治療を含めたケアが重要になっています。本書は、糖尿病足病変を中心に様々な足トラブルに対応したフットケアの実践術を看護師向けに解説します。原因や発生機序、足病変の種類、糖尿病性足病変を予防するための診察や治療、セルフケアの方法などがわかります。

【著者】 中澤真弥　【発行】 2019年1月刊
【定価】 1650円（本体1500円+税10%）　ISBN 978-4-7980-5387-5

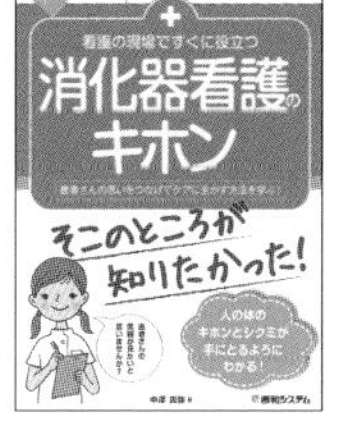

看護の現場ですぐに役立つ
消化器看護のキホン

消化器疾患の医療は日覚ましい発展を遂げていますが、効果的な治療をするにはチームの連携が不可欠です。なかでも、患者さんと密接な関わりを持つ看護師の役割は重要です。患者と医師、ほかの医療従事者、そして家族との連携をとるために、必要な知識や技術を身に付けなければなりません。本書は、看護の現場ですぐに役立つ消化器系の解剖生理学、疾患の症状、検査や診断、治療、看護技術やケアなどをイラストや図を使ってわかりやすく解説しました。

【著者】 中澤真弥　【発行】 2019年5月刊
【定価】 1760円（本体1600円+税10%）　ISBN 978-4-7980-5384-4

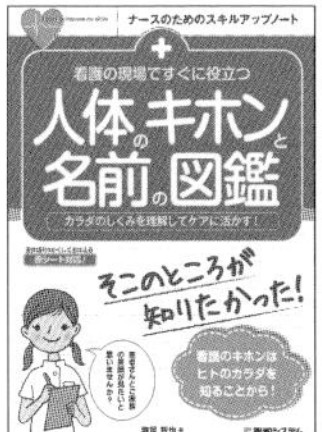

看護の現場ですぐに役立つ
人体のキホンと名前の図鑑

看護師にとって解剖学の基礎知識は必須です。けれども、複雑な人体の形態・構造をすべて把握することは容易ではありません。本書は、看護の現場で必須の人体の構造について、大きなカラーイラストを交えながら学べるようにした入門書です。コメディカルにとって重要な部分を抜き出して解説しているので、忙しい看護師の効率的な復習にも最適です。重要語句は赤文字になっているので、赤シートで穴埋め問題としても使えます。

【著者】 雑賀智也　【発行】 2019年11月刊
【定価】 1650円（本体1500円+税10%）　ISBN 978-4-7980-5691-3

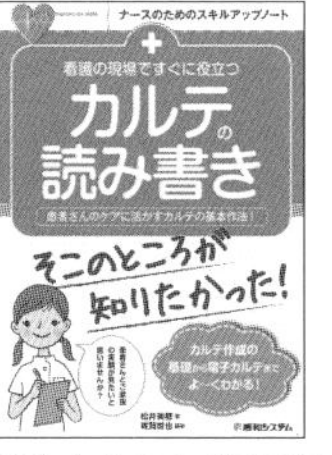

看護の現場ですぐに役立つ
カルテの読み書き

看護師が日々の看護を実践するうえで欠かせないもの、それがカルテです。本書は、看護記録に限定されない、多職種が共同で使用する「カルテ」について基礎から電子カルテまで丁寧に解説しました。医者、看護師だけでなく、コメディカルが患者とどのように接してどのような記録をしているかを知り、カルテから読みとることができるようになります。医療安全管理の推進を図ると共に、情報共有、ヒューマンエラーの防止にも役立ちます。

【著者】 松井美穂・雑賀智也（編著）　【発行】 2019年12月刊
【定価】 1540円（本体1400円+税10%）　ISBN 978-4-7980-5782-8

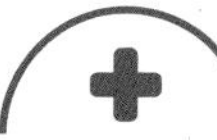

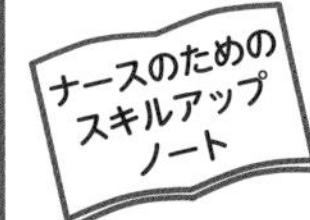

看護の現場ですぐに役立つ
シリーズのご案内

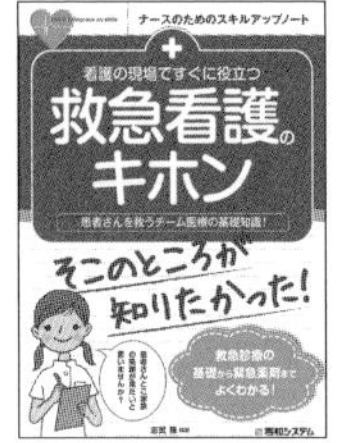

看護の現場ですぐに役立つ
救急看護のキホン

救急搬送は年々その数を増し、年570万件を超えました。さらに、高齢化・核家族化が進み、介護や生活の問題などもからみ、内容が複雑化しています。本書は、看護の現場で働く医療従事者のために、救急看護の基本であるトリアージや生活行動の援助、緊急薬剤の使用方法などを、イラスト付きの平易な文章でわかりやすく図解した入門書です。救急医療をチームとして行うための知識・技術・コミュニケーション力が身に付きます。

【著者】 志賀 隆・冨田敦子・野呂美香・菱沼加寿子(訳)・奥村将年・森 一直・林 実・石塚光太郎・小出智一・大楠崇浩
【発行】 2020年2月刊　【定価】 1650円(本体1500円+税10%)
ISBN　978-4-7980-5690-6

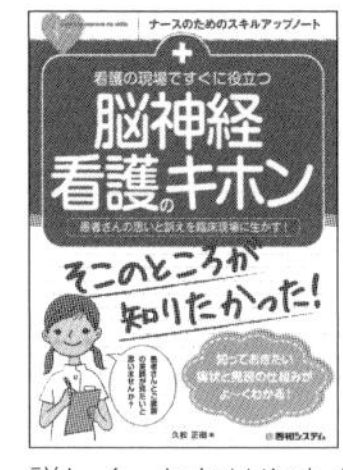

看護の現場ですぐに役立つ
脳神経看護のキホン

新人ナースが看護の現場に立つと、参考書と臨床で異なることが多く、看護の知識を現場に落とし込むのに苦労することがよく起こります。そんなときに役立つのが、患者さんの率直な言葉です。本書は、脳神経看護の基礎知識や技術について、著者が看護の現場で学んだ知識や、患者さんから学んだことをより詳しく、わかりやすく、簡単に解説した、ナースのための入門書です。臨床で困ったときにすぐに立ち返れる脳神経本としても使えます。

【著者】 久松正樹　【発行】 2020年3月刊
【定価】 1650円(本体1500円+税10%)　ISBN　978-4-7980-5688-3

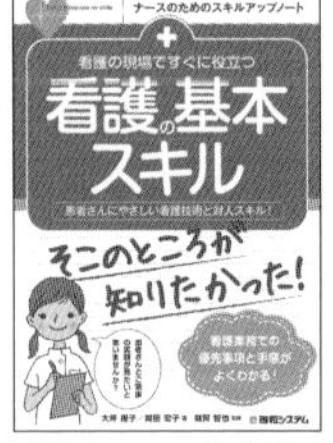

看護の現場ですぐに役立つ
看護の基本スキル

看護師になりたてで、すべての基礎看護技術を理想通りにこなせる人はいません。しかし、その中ですぐに身に付けたい、特に大事な技術がコミュニケーションのとり方や、自分の感情を支えるスキルです。本書は、新人看護師を対象に、現場で役立つ看護の基本スキルを図解でわかりやすく解説した入門書です。看護技術の手順で最優先すべきことを病棟の日勤帯の流れに沿って解説しているので、新人看護師にとっても馴染みやすく、看護業務にすぐに役立つ内容となっています。

【著者】 大坪陽子・岡田宏子・雑賀智也(監)　【発行】 2020年3月刊
【定価】 1760円(本体1600円+税10%)　ISBN　978-4-7980-5783-5

看護の現場ですぐに役立つ
バイタルサインのキホン

いま、看護職の方が働く現場は、病院だけでなく在宅も含めて大きく広がっています。様々な現場で活躍している看護師は、他の医療・介護職の方と協働することも増えてきました。本書は、新人や基本を学びなおしたい看護職のために、バイタルサインを正しく観察・測定・評価して伝える技術を、豊富なイラストでわかりやすく簡潔に解説した入門書です。バイタルサインがわかると、患者さんや家族の方に適切な説明ができます!

【著者】 横山美樹・西村礼子・太田雄馬　【発行】 2020年3月刊
【定価】 1650円(本体1500円+税10%)　ISBN　978-4-7980-5787-3

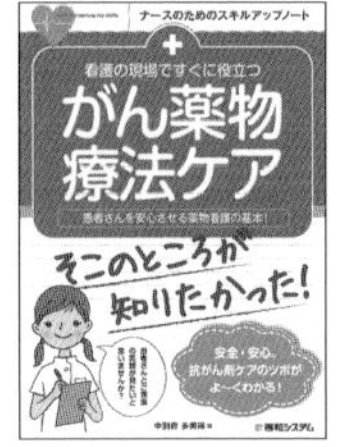

看護の現場ですぐに役立つ
がん薬物療法ケア

抗がん剤治療を受ける患者が増加するとともに、がん薬物療法看護の重要性が増しています。しかし、その知識は複雑で、実践する看護師から「怖い」「苦手」「不安」という発言をよく耳にします。本書は、忙しい看護師のために、がん薬物療法の基礎知識と看護技術のポイントをわかりやすくまとめた入門書です。抗がん剤とはどういうもので、どう取り扱うのか、副作用はどこを観察すればよいのかなど、必須の知識がすぐに身に付きます。

【著者】 中別府多美得　【発行】 2020年4月刊
【定価】 1760円(本体1600円+税10%)　ISBN　978-4-7980-5689-0

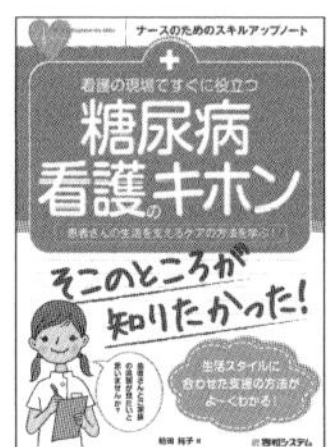

看護の現場ですぐに役立つ
糖尿病看護のキホン

糖尿病患者数は増加しており、専門の病棟や外来だけでなく、どの領域の看護師であっても糖尿病看護に関する知識を持っておくことが必要です。本書は、糖尿病の病態や合併症、治療など医学的知識を整理しながら、患者さんの心理的側面や社会的側面も考慮しつつ看護できるようにわかりやすく解説した、ナースのためのスキルアップノートです。患者さんの生活スタイルに合わせた支援の方法を学び、その人らしい人生を送れる手助けをしましょう。

【著者】 柏崎純子　【発行】 2020年4月刊
【定価】 1760円(本体1600円+税10%)　ISBN　978-4-7980-5834-4

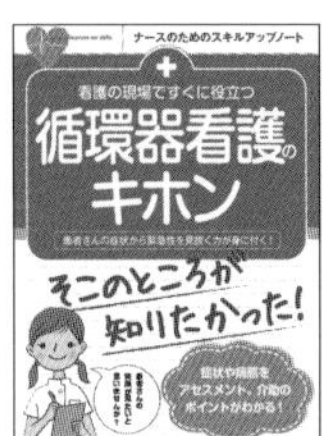

看護の現場ですぐに役立つ
循環器看護のキホン

食生活の欧米化や高齢化の進行により生活習慣病が増えています。それに伴い、循環器疾患も急増し、将来的な課題となっています。本書は、現場で働くナースのために循環器看護の基本である解剖整理、疾患、症状、検査、診断、治療などをわかりやすく解説し、苦手な人でも基礎から学ぶことができる循環器看護の入門書です。必要となる頻度の高い知識を優先した内容をコンパクトにまとめているので、日々忙しい看護師の参考書として最適です。

【著者】 中澤真弥・雑賀智也(監)　【発行】 2020年5月刊
【定価】 1760円(本体1600円+税10%)　ISBN　978-4-7980-5385-1

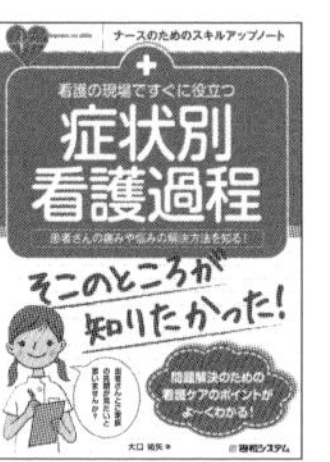

看護の現場ですぐに役立つ
症状別看護過程

「看護過程とは何か?」と聞かれて、どう答えますか?　ベテラン看護師でさえ、納得のいく答えを言える人は少ないのではないでしょうか。類書を調べてみてもほとんど説明されないまま、いきなり「症状別」や「疾患別」の解説が始まっています。本書は、「看護過程」をきちんと理解してもらったうえで、その具体的な中身を解説しています。看護学生から臨床経験を積んだ看護師まで、本書を通してじっくり学んでいただけるように、との思いを込めて執筆しました。

【著者】 大口祐矢　【発行】 2020年5月刊
【定価】 1650円(本体1500円+税10%)　ISBN　978-4-7980-5928-0

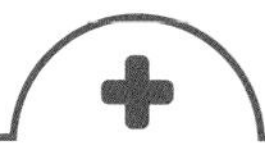

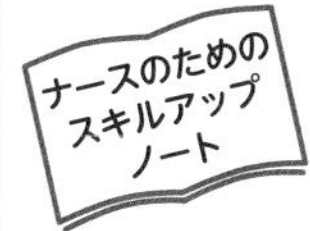

看護の現場ですぐに役立つ
シリーズのご案内

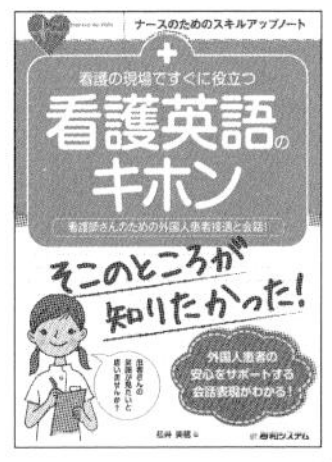

看護の現場ですぐに役立つ
看護英語のキホン

病院で外国人と接する機会が増えてきました。「英語をちゃんと喋らないと…」「伝わらなかったら…」「聞き取れなかったら…」という苦手意識を感じている看護師は多いはずです。でも本書があれば大丈夫！　英語が話せなくても、外国人患者との意思疎通がはかれるように、対応のポイントと看護のキホン英会話をレクチャーします。巻末にはシチュエーション別に指差し会話ができる例文、さらに診察申込書や問診票のサンプルも満載しました。

【著者】　松井美穂　【発行】　2020年6月刊
【定価】　1650円（本体1500円＋税10%）　ISBN　978-4-7980-5864-1

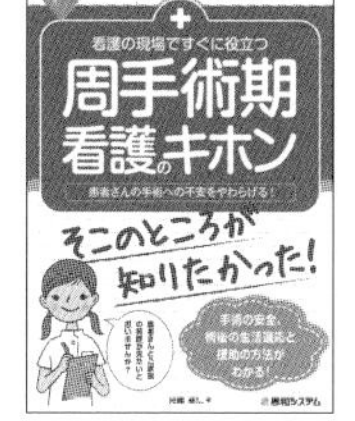

看護の現場ですぐに役立つ
周手術期看護のキホン

近年、周手術期医療における入院期間が短縮化しています。そのため、手術に挑む患者がどのような心理状態にあり、どのような不安を抱くのかをじっくり把握する時間も短くなっています。本書は、周手術期医療について「経過が早くて追いつけない」「確認事項や観察項目が多くて緊張する」「ドレーンやチューブ管理が苦手」など不安や悩みを抱えるナースのために、技術と患者心理をわかりやすく解説した入門書です。安心安全な手術療法を支える技術を身に付けましょう。

【著者】　兒嶋章仁　【発行】　2020年7月刊
【定価】　1650円（本体1500円＋税10%）　ISBN　978-4-7980-5214-4

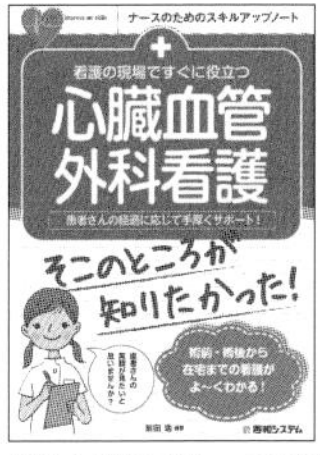

看護の現場ですぐに役立つ
心臓血管外科看護

看護師は病院や在宅において、患者と関わる時間が最も長い医療者です。そんな看護師が外科手術を受けた患者のわずかな変化に気づけるなら、患者や家族を救うことになります。本書は、若手看護師のために、心臓血管外科看護の基礎知識を解説したスキルアップノートです。解剖生理の基本だけでなく、人工心肺装置や補助循環への知識、患者へのケア、術後リハビリテーション、在宅リソースの活用など、気づきにつながる幅広い知識が身に付きます。

【著者】　前田 浩　【発行】　2020年7月刊
【定価】　1650円（本体1500円＋税10%）　ISBN　978-4-7980-5785-9

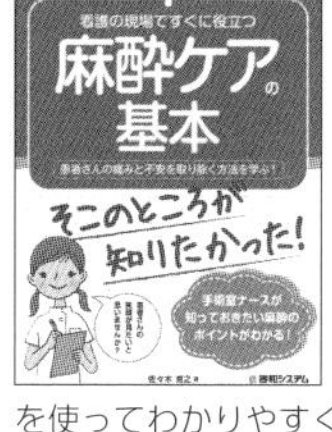

看護の現場ですぐに役立つ
麻酔ケアの基本

良好な周術期管理は、患者さんをより早く日常生活に復帰させる効果があります。看護師は良好な周術期管理のために、麻酔科医が何を考え、何をしているのかを知り、息を合わせる必要があります。本書は、若手の看護師や初期研修医、その他の医療従事者向けに、麻酔の基本から術前術後管理まで、イラストを使ってわかりやすく解説したスキルアップノートです。手術室ナースが知っておきたい麻酔のポイントがわかります！

【著者】　佐々木克之　【発行】　2020年7月刊
【定価】　1760円（本体1600円＋税10%）　ISBN　978-4-7980-5965-5

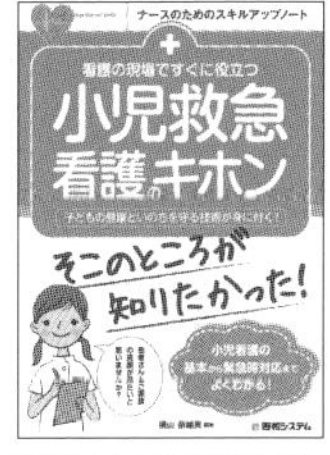

看護の現場ですぐに役立つ
小児救急看護のキホン

小児患者は成人患者とはまったく異なり、バイタルサインの正常値や身体機能が年齢（体重）により大きく変わります。本書は、ナースのための小児救急看護の基本から緊急時対応までわかりやすく解説した入門書です。小児患者の年齢による違いを意識的に覚え、そのうえでツールを活用する方法が身に付きます。救急という切迫した状態だけではなく、軽傷の場合や入院中のケアなども含めて必要な援助を見極め、適切な看護ができるようになります。

【著者】　横山奈緒実　【発行】　2020年7月刊
【定価】　1760円（本体1600円＋税10%）　ISBN　978-4-7980-5966-2

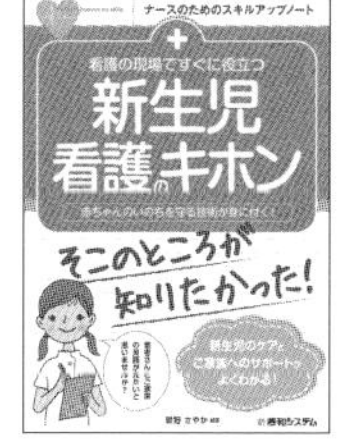

看護の現場ですぐに役立つ
新生児看護のキホン

学校で学ぶ知識は成人看護が多くの部分を占めており、新生児看護は非常に狭い分野です。超高齢化社会となり、どうしても高齢者へ目が向きがちですが、新生児看護はおろそかにできません。本書は、新生児を看護するうえで必要な生理学の知識や日常生活援助などを図や写真を交えて、わかりやすく解説した、ナースのためのスキルアップノートです。新生児の観察法や適切なアセスメント、新生児蘇生、そして家族看護のあり方まで身に付きます。

【著者】　菅野さやか　【発行】　2020年8月刊
【定価】　1760円（本体1600円＋税10%）　ISBN　978-4-7980-5967-9

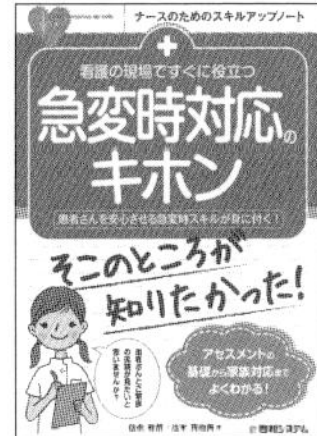

看護の現場ですぐに役立つ
急変時対応のキホン

看護の現場では急変時対応が求められるシーンが多々あります。急変時には、慌てず騒がず、状況を俯瞰的に見て、先を読んで対応することが大切です。そのためには、日頃から患者さんの観察を行うことや、急変の際に使用できる機器に慣れることも重要です。本書は、現場で急変時対応にあたるナースのために、基本的な対応から、フィジカルアセスメント、家族への対応まで解説したスキルアップノートです。いざというとき、あなたの力が発揮できるようサポートします。

【著者】　住永有梨・辻本真由美　【発行】　2020年8月刊
【定価】　1650円（本体1500円＋税10%）　ISBN　978-4-7980-5968-6

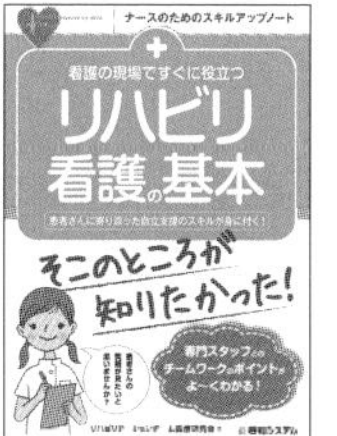

看護の現場ですぐに役立つ
リハビリ看護の基本

リハビリ看護は、医師、看護師、療法士、ソーシャルワーカー、栄養士、さらにご家族や地域医療も加えた多くの専門家が1つのチームとして協力することで効果が出ます。本書は、看護師向けにリハビリ看護の基礎知識から術後の急性期リハビリ、看護病棟の看護師が行う回復期リハビリまで、イラストを交えてわかりやすく解説した入門書です。多くの医療スタッフが協働するチームワークのコツや、理学療法などの専門スキルも学べます！

【著者】　リハビリテーションチーム医療研究会　【発行】　2020年9月刊
【定価】　1650円（本体1500円＋税10%）　ISBN　978-4-7980-5964-8

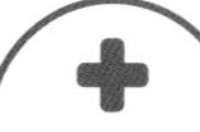

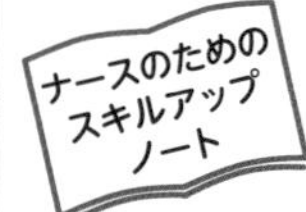

看護の現場ですぐに役立つ シリーズのご案内

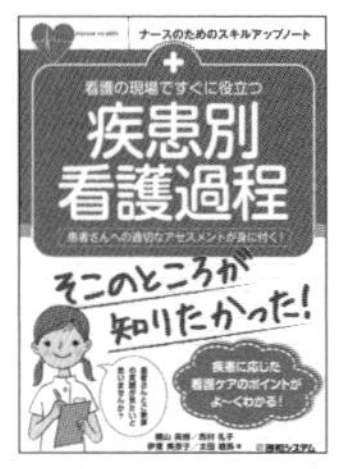

看護の現場ですぐに役立つ

疾患別看護過程

看護過程は、看護師が使いこなすべきツールです。しかし、看護基礎教育や実習でじっくり学んだ方でも、「看護診断がよくわからない」「アセスメントが難しい」という声をよく聞きます。本書は、忙しい現役看護師、看護学生を対象に、看護過程の考え方のポイントを解説し、臨床で遭遇する機会の多い主要な疾患を持つ患者さんにどのように看護を行うのか、事例を用いて短時間でわかりやすく学べるように解説したスキルアップノートです。

【著者】 横山美樹・西村礼子・伊東美奈子・太田雄馬
【発行】 2020年10月刊　【定価】 1760円（本体1600円＋税10%）
ISBN 978-4-7980-5929-7

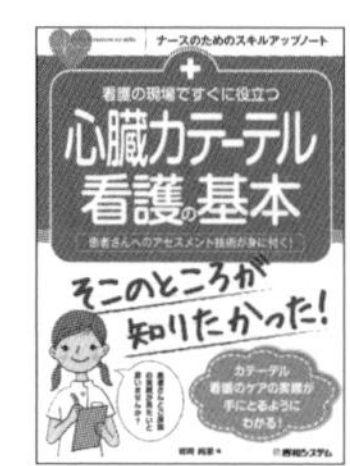

看護の現場ですぐに役立つ

心臓カテーテル看護の基本

循環器内科における看護の現場では、見たこともない機械や、教科書では習ったこともない心電図に遭遇したりします。あなたは右も左もわからないまま命に関わる現場に投げ出され、モニターのアラームが鳴るたびに怯えるような日々を過ごしているかもしれません。本書は、そんな新人看護師のために、心臓カテーテル看護に絞って、その基礎とケアのポイント解説します。本書を通して的確な情報を収集し、アセスメントする技能を身に付けてください！

【著者】 岩崎純恵　【発行】 2020年11月刊
【定価】 1650円（本体1500円＋税10%）　ISBN 978-4-7980-5687-6

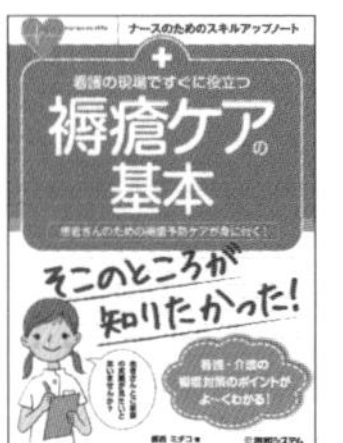

看護の現場ですぐに役立つ

褥瘡ケアの基本

わが国は急速に高齢化社会を迎え、老人看護・介護が大きな社会問題となっています。医療現場では老人看護・介護のため診療計画書の作成、危険因子の評価、褥瘡のアセスメントなどを行っていますが、これには専門的知識が必要です。本書は、入院患者の健康を保つうえで最も重要な「褥瘡ケア」の基礎を身に付けるための入門書です。現場で実践している技術の裏付けとなる、褥瘡の看護・介護の問題解決と、予防のためのノウハウがわかります。

【著者】 梶西ミチコ　【発行】 2020年12月刊
【定価】 1650円（本体1500円＋税10%）　ISBN 978-4-7980-5247-2

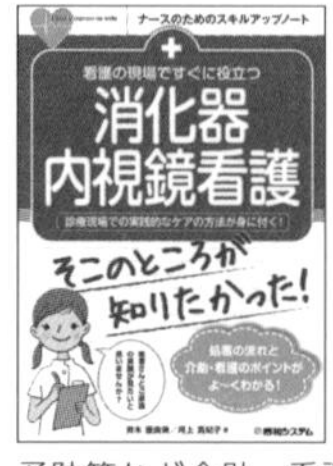

看護の現場ですぐに役立つ

消化器内視鏡看護

日本における死因の1位はがんです。なかでも消化器系のがんは多く、内視鏡検査の需要が高まっています。しかし、内視鏡診療は受検者の負担が大きく、鎮静薬の使用など、患者管理は看護師の重要な役割になります。本書は、消化器内視鏡を中心に、内視鏡の知識や処置の流れ、感染管理、スコープの故障と予防策など介助・看護のポイントを学べるスキルアップ教科書です。初学者の予習復習、経験者のちょっとした確認にも活用いただけます。

【著者】 青木亜由美・河上真紀子　【発行】 2021年1月刊
【定価】 1980円（本体1800円＋税10%）　ISBN 978-4-7980-6198-6

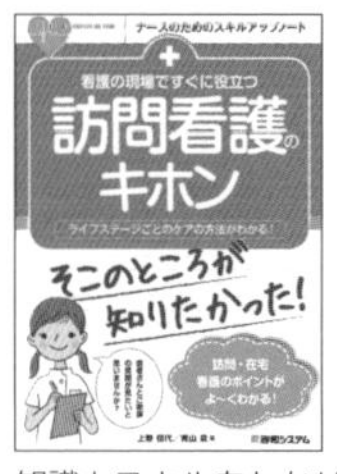

看護の現場ですぐに役立つ

訪問看護のキホン

訪問看護は病棟看護とは異なる悩みや不安があります。対象者の多くは高齢者ですが、子どもの利用者も増えており、ライフステージに合わせたケアや支援が求められています。本書は、これから訪問看護師になる人やなりたての人を対象に、訪問・在宅看護ケアの基本と、ケアマネジャーなどと連携するために必要な知識とスキルをわかりやすく紹介した入門書です。技術的なケアだけでなく、患者さんの生活の質を高めるツールとしても活用できます。

【著者】 上野佳代・青山泉　【発行】 2021年3月刊
【定価】 1650円（本体1500円＋税10%）　ISBN 978-4-7980-5484-1

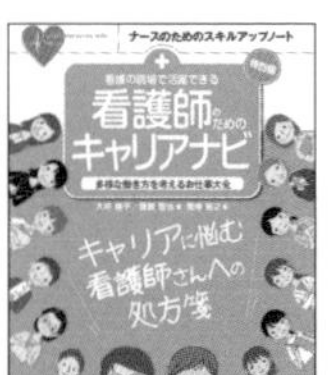

看護の現場で活躍できる

看護師のためのキャリアナビ

あなたは看護師と聞くと、病院や診療所で働くナースを思い浮かべるのではないでしょうか。しかし、実際の看護職は、訪問看護ステーション、助産所、大学などの教育機関、保健所など、多様な場で活躍しています。本書は、看護師を目指す人やさらにキャリアを広げて活躍したい人のために、看護職の仕事とそのありかたを、様々なステージで活躍する11名の看護職種のインタビューと共に案内します。

【著者】 大坪陽子・雑賀智也・荒神裕之（監）　【発行】 2021年4月刊
【定価】 1650円（本体1500円＋税10%）　ISBN 978-4-7980-5781-1

看護師関連書籍 のご案内

看護師1年目から身につけたい一生を支える大切なスキル

新人看護師のための目からウロコの43の気づき

素敵な看護師になって患者さんの役に立ちたい！ そう期待に胸を膨らませて看護業界に入った新人にとって、1年目は知識もなければ勉強する時間もなく、本当に乗り越えられるだろうかと不安になる期間です。本書は、新人看護師が1年目を乗り切るための正しい考え方と、効果的な43のスキルを紹介した入門書です。効果的な学習法、看護業務の攻略法、患者さんへの接し方など、知っていると明日から使える事柄をまとめました。

【著者】 原田高志　【発行】 2019年12月刊
【定価】 1540円（本体1400円＋税10%）　ISBN 978-4-7980-5993-8